U0309375

運用而是主先領心本故心義

中华人民共和国科学技术部科技基础性工作专项资金项目

医药古籍与方志的文献整理 （课题号：2009FY120300）

中医药古籍珍善本点校丛书

# 幼科辑粹大成

［明］冯其盛　编撰

李敬华　孟丽丽　点校

**图书在版编目（CIP）数据**

幼科辑粹大成／（明）冯其盛编撰；李敬华，孟丽丽点校.
—北京：学苑出版社，2014.8
ISBN 978 - 7 - 5077 - 4507 - 8

Ⅰ.①幼…　Ⅱ.①冯…　②李…　③孟…　Ⅲ.①中医儿科学—中国—明代　Ⅳ.①R272

中国版本图书馆 CIP 数据核字（2014）第 090909 号

责任编辑：付国英　陈　辉
出版发行：学苑出版社
社　　址：北京市丰台区南方庄 2 号院 1 号楼
邮政编码：100079
网　　址：www. book001. com
电子信箱：xueyuanpress@163. com
销售电话：010-67675512、67678944、67601101（邮购）
经　　销：新华书店
印　刷　厂：北京市广内印刷厂
开本尺寸：890×1240　　1/32
印　　张：4.625
字　　数：84.5 千字
版　　次：2014 年 10 月北京第 1 版
印　　次：2015 年 1 月北京第 2 次印刷
定　　价：18.00 元

幼科輯粹大成

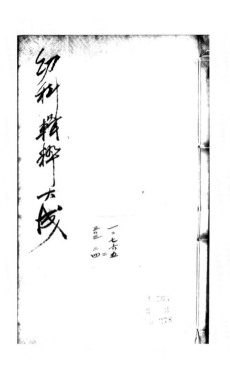

幼科輯粹大成序

余觀太史傳越人倉公稱

其兩受禁方本之長桑陽

慶慎戒勿泄而倉公親奉

宣問對狀為詳歷六不列

其方劑世靡得而述也豈真

神奇秘怪書石能盡言不

得盡意耶毋乃挾術擅名

高自標置而鮮公天下利萬

物之心耶蓋古之人三折肱而

更求方曰以濟来者此其仁心
可仰已余友馮嶷甫早工博
士業廩于庠久而不第自以
家世名醫不欲隆先業則
時々為人治病良已所藉
方書皆奇驗因彙錄成帙
名曰幼科輯粹大成且欲付
剞劂以公之同志者蓋不欲以禁
方自秘而以濟世利物為亟真
仁人之心我後有傳躬甫者考

所不治故天下以扁鵲能生死
人今嶷甫不云乎隨南北察冬
春不執一隅之見鳴呼安知他
日不有悉取禁方于嶷甫輯大
成者

序

陽羨新主人徐顯卿書

幼科輯粹大成序

令天下有幼，無老老者；
非必及人之老吾老足矣吾
每見人得一甘餌必曰以飼幼
子以飼孫而不口大產美嬰孩
膝上伺其斬渠咲悦而不開婦

戲以娛其視故曰有幼，無老
老吾友馮君彤甫至孝顧不錫
類焉老，書而幼科是輯何居
蓋有深意焉人之壽考在元氣
輔以美食老，者夫亦在人子
養志為先溫清定省令其起居

甚適而竭力以備甘旨若乎日
不此之務違父母有疾第迎醫
問藥欲以湯熨鍼石奏功不知
老人之不可藥猶弱國之不可
戰也雖然其要又在老者自老
其老其心瀟然無事如此則安

用方書為乃嬰兒則不然苟非
天札其血氣向盛可投劑安全
此馮氏世業專幼科而彤甫兩
為輯書意也昔扁鵲名聞天下
所受長桑禁方其為帶下醫為
老人醫為小兒醫隨俗而變廉

## 幼科輯粹大成目錄

一卷
訓醫論
血氣論
初生調護諸法
我口重齶重齦懸癰重舌木舌
臍風撮口口噤
五臟標本論
初受氣諸論
小兒與大人不殊
癆瘵
小兒瘩難千大人論
病症賦
看形色論
相天書法
面部圖
諸家色証歌論
觀形氣論

二卷
虎口三關紋形圖
諸家脈理論
五臟相生克論
諸家死症歌
五氣虛論
諸家死症歌
五臟病四時所不宜論
脈息三關手形圖
五臟証治論
變蒸
顖門腫陷
龜胸背
手腳拳
天柱倒
滯頤
諸喑
胎黃肥瘡

---

## 幼科輯粹大成卷之一

吳門安亭馬其盛明如甫纂輯
第　熙東馬　曙升甫校正
門人省吾吳　俊秀甫仝校

### 訓醫論

凡為醫者性存溫雅心向慈惠動靜寬裕佛怫協弃和無自
安輕不可嬌飾廣收久聞博過義理明氣連曉陰陽審
診切精察視脈虛實分表裏然審標本識輕重夭小不可
戶大事易不可言難貧富用心皆一貴賤使藥無別斷
于道虛幾不然養生家巨冠
凡為醫者過有諸不擇高下遠近必辻一到其家須先問
曾請醫否過則無誤又必明南北貴冬尒眡察土
即虛夾更可消息則無藥已木經下可得虛實如曾經下
地寒溫之點不可一眡稍治

### 五臟標本

肝在天為風　在地為木　在人為肝　在時為春　屬腎
水為母　心火為子　尅脾土　主筋　主藏魂　其
聲呼　其液淚　其味酸　主應眼　外應爪甲　其
色青青欲如翠羽王光澤不欲如藍　肝主風　風喜傷
肝　肝病王驚瘋　志怒氣逆則傷肝氣　疝　主水疱

# 《中医药古籍珍善本点校丛书》

# 编 委 会

# 余　序

　　在当前弘扬中医药文化的历史时期，核心工作之一是收集、整理、研究历代中医药的典籍。在多种医著中，寓有儒、理、释、道和杂家等诸多论述，这无疑是极可珍视的优秀传统文化内容，《中医古籍珍善本点校丛书》的编纂，在古籍图书（包括若干优选的古抄本）的精选方面多所致意。整理者针对所选的每一种医著，撰写《导读》，提示该书的学术精粹，运用古今哲学思想，结合学术临床，指导读者阅习的重点，使该丛书在规范传承的基础上，具有更高的学术品味。

　　这套丛书的主编曹洪欣教授，是中医名家，曾在中国中医科学院担任院长，多年来一直从事学术与临床研究。他十分重视中国中医科学院图书馆收藏的中医药珍本、善本的整理与研究，并与相关专家合作有宏编刊行于世。

　　《中医古籍珍善本点校丛书》所选录的医籍只有符合"淹贯百家"、世传刊本少、学术临床独具特色的特点方能入编。同时，通过整理、研究和撰写《导读》，使读者从中选阅、借鉴，这是整理们对弘扬中医药文化所作出的积极贡献。

清代医家京师叶天士曾告诫后世学者：学习先贤的学术经验，不能"越规矩，弃绳墨"（见《叶选医衡》）。而古籍珍本善本的学术优势，就是它比较完整地保存了传统医药文化中的规矩、绳墨，后世学者通过精选、整理、研究古代医籍，为中医药学的传承、创新，指导读者阅习书中的学术精粹，更好地为大众医疗保健服务而有所贡献。

　　我毕生从事中医古籍、文献的学习与研究，力求与临床诊疗相融合。我很赞赏原人大副委员长许嘉璐先生在2013 年北京国子监召开的"中医养生论坛"上说的一段话："中医药最全面、最系统、最具体、最切实地体现了中华文化"。《中医古籍珍善本点校丛书》的编辑出版，是对弘扬中华文化作出的新建树，故在泛览该丛书之余，感奋、欣喜，并乐为之序。

中国中医科学院

余瀛鳌

2014 年 9 月

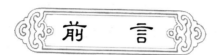

　　中医古籍是中医学术的重要载体，蕴涵着丰富的中医文献资料和宝贵的医学精华。几千年来，中医古籍在流传过程中，或因家传秘授、或因战火兵燹、或因乏资刊刻等原因而为世人罕见，部分古医籍甚至成为孤本或绝版，其中大量历代医家的学术经验未获充分发挥与运用，几近淹没。中医珍稀古籍不可再生，对其整理和研究是实现抢救性保护与发掘的重要手段，对于中医药学术传承和发扬具有重要意义。

　　六十年来来，党和政府高度重视中医药事业发展，陆续开展了多个中医古籍整理出版项目，取得很大成绩，但仍然有许多珍稀中医药古籍有待发掘和利用。针对中医药珍稀古籍濒危失传严重的现状，2009 年，国家科技部基础性工作专项基金资助了"中医药古籍与方志的文献整理"项目，旨在对中医古籍和方志文献中具有重大学术价值的中医文献予以整理和挖掘。

　　该项目研究中的一项重要内容，是以《中国中医古籍总目》为基础，参考其他相关书目资料，按照选书标准，选择 30 种未系统研究或整理、具有较高学术价值的珍本医书点校整理出版。这些珍稀中医古籍是从 200 种珍本医籍（均为稀有版本，仅存 1—2 部）中遴选而来，并通过实地调研、剖析内容、核实版本、详查书品，从学术价值、文献价值、版本价值、书品状况等方面进行综合评价，选择其中学术价值和文献价值较高者。除按照现行古籍整理方法予以标点、校对、注释外，为突出所选古籍学术特色和价值，由点校整理者在深入研究原著的基础上，对每一种古籍撰写导读，包括全书概述、作者简介、学术内容与特色、临床及使用价值等，对于读者阅读掌握全书，大有裨益。几易寒暑，书凡 30 余册，结集出版，名为《中医古籍珍善本点校丛书》，以飨读者。

本套丛书的出版，对于中医古籍的整理与研究仅仅是阶段性成果，通过项目培养团队和专业人才也是我们开展课题研究的初衷之一，希望此项工作为古医籍的研究和挖掘起到抛砖引玉的作用，以使中医学术薪火永续，为人类的健康和医疗卫生事业做出贡献。

限于水平，整理工作中难免有不足之处，敬祈同道指正。

中国中医科学院

曹洪欣

2014 年 9 月

# 《幼科辑粹大成》导读

## 1. 全书概述

《幼科辑粹大成》十卷，明代冯其盛编撰，曾有明万历二十三年（1595 年）序刊本出版，因流传不广，未见于明清间书目记载，今国内失传已久。2002 年，中医古籍出版社依据从日本国立公文出馆所藏复制回归的明刊本（存五卷）影印出版了该书。为方便读者，我们在其基础上又做了点校本。

《中国分省医籍考》记述，从清光绪《桃园县志》中发现了江盈科《幼科大成·引》，说明在清末以前国内尚有该书流传，抑或《幼科大成》为该书的另外刊本，也未可知。

《幼科辑粹大成》原书现存五卷，各卷首均盖有"来仪之印"、"王来仪印"等藏书印章，说明该书曾经过王来仪收藏，后来才传到日本。王来仪曾刊印《痘疹慈幼津栈》两卷，附《五绝治法》一卷。

据原书序文第四篇张凤仪序："《幼科辑粹大成》卷凡

十，类凡六十有奇。汇群说，罗诸方，不嫌于略；撮纲领，采精英，不厌其烦。"第五篇"王敬臣序"亦云："其卷十，其类六十有奇，名之曰《幼科辑粹大成》。"可知原书十卷，内容宏富。现存该书为明代万历二十三年乙未（1595年）序刊本，只残存前五卷，版高190毫米，宽130毫米，序文前四篇为序者手迹，刻印精良，书法亦工，尤以第四篇张凤起序，用笔精到，气势雄浑，潇洒飘逸，堪称行草之珍品。

## 2. 作者简介

据原书卷首题"吴门安予冯其盛躬甫纂辑"，以及书前五篇序文，该书作者即为冯其盛。冯氏字躬甫，号安予，明代吴门（江苏吴县）人，生卒年份不详，主要活动当在明代万历年间。冯氏家世名医，吴中号称"幼科专门"，故冯氏"生而颖异，不屑世其业"，而初习举业，时称"儒流之俊"，"乃坐数奇"，久而不第，"念志之难，遂而思以仁幼之术薄于时也"，"以穷经之馀绪，推而为小儿医"，"治里中小儿，无不应手而起"，"吴门凡小儿病，无论甲族穷巷，争迎躬甫"，可见其儿科临证经验十分丰富，该书即由其先世所传幼科方术和个人心得汇集而成。

然《中国医籍考》既著录了冯其盛《幼科辑粹大成》，又收冯躬甫《幼科大成》与之并载，由此可知冯躬甫即是冯其盛，而《幼科大成》与《幼科辑粹大成》亦系同一书。《中国分省医籍考》曾据清光绪《桃源县志》所收江盈科《幼科大成·引》而记载该书，但将该书作者置于湖南省，原因在于当时未能得见原书，且江序中亦未提及冯躬甫乃何方人士，乃据此序署"万历乙未楚桃源江盈科题"，以序者是湖南桃源人而做出此推断。另外，尚有日本丹波元胤《中国医籍考》记载了冯其盛《幼科辑粹大成》，故而出现了将《幼科大成》与《幼科辑粹大成》当成不同作者所写的两部书之问题。

## 3. 学术内容与特色

该书卷一总论小儿生理、病理、诊法和辨证，以及新生儿的调护和证治，如脐风、撮口、口噤、鹅口、重腭、悬痈、重龈、重舌、木舌、蒂疮等；卷二前半部分继续论述诊法和医理，后半部分集中讨论具体病证的辨治，主要是小儿发育过程中的病证，如变蒸之寒热、五气弱、囟门肿陷、手拳脚拳、龟胸龟背、五软五硬、天柱骨倒、滞颐、诸啼和胎黄、胎肥、胎弱；卷三为风、寒；卷四为暑、湿、吐（附呕哕）、泻、吐泻、霍乱；卷五为惊。据此推断，后五卷当为前五卷尚未论及之病证的辨治。

作者对儿科医理、诊法和证治的论述，可谓集明代以前幼科诸家之精华，"研究探索，久乃遂窥其奥"，且这部分内容保存完整，值得深入研究。如"医训论"中阐述了医者的一些准则，谓"贫富用心皆一，贵贱使药无别"，"有请，不择高下远近必赴"，对患者的服务态度要一视同仁，而在诊疗技术上则要求"更可消息则无误"，因病、因人、因时、因地而异。书中论小儿望诊尤为精妙，如"小儿病症赋"、"看行色论"、"观行气论"、"虎口三关手纹形图"等，以"不语小儿，语不得其病之由，脉不能诊其必然之理，所以难也"，故望诊在儿科中具有特殊重要的地位。然书中对小儿脉诊亦颇多创见，如"诸家脉理论"说，"小儿脉，诸家所言甚众，今择其当者，具载于后，不出数条，可总括也"，因脉诊讲得越多越细，学者就越难把握，故作者根据自己的长期临证经验，提出了执简驭繁之法，并写成歌诀，较他书脉诀更为简洁实用，对于今之儿科医生研习脉诊不无裨益。其他论篇，如"五脏标本论"、"血气论"、"变蒸论"、"对症用药赋"等，亦颇具参考价值。

## 4. 临床及使用价值

对于具体病症辨治的各论，虽不能窥其全豹，但仅从残存的前五卷来看，已足见其实用价值。如天柱骨倒，现代医学亦属难治之病，多采用手术治疗，而该书论之颇有见地，"儿容体不为瘦瘁，忽然项倒，此名下窜。皆因肝肾虚，客邪袭风府，传于筋骨。盖肝主筋，肾主骨，筋骨俱弱，故成斯疾，与五软相类"。又云天柱倒有三病："一吐泻日久羸瘦而成，一肝胆伏热生风而成，一伤寒不及发表而成"，并开列了相应的对治方药，如天柱丸、泻青丸、健骨散、生津散、贴项散等，可资临床参考。又如对暑风之论治，"古今暑风一症，书多不载，但诊其脉浮而虚者是也。盖浮为风，虚为暑，此证似惊非惊，若误以惊风治之，必不救"，并提出以香薷饮加羌活等味治之。而对于惊，该书更以整卷篇幅专论，"辨惊风更是二症。惊自惊，急慢脾也；风自风，五脏中风也。世言热极生风，而不知风寒暑湿亦能生风"。惊分为胎惊和急惊、慢惊，并提出"急惊用凉泻，慢惊用温补"，且"二症互变，皆由小儿易虚易实也"。又云惊有"四证八候：四证者，惊、风、痰、热是也；八候者，搐、搦、掣、颤、反、引、窜、视是也"，且谓"惊风方搐，不可惊扰，但扶持，不得擒捉。盖风气方盛，恐持流入筋脉，多致手足拘挛"，这些观点和所列36首方剂，都体现了作者之独到经验，对诊治小儿高热急症和慢脾风等都很有指导意义。

书中所列方剂，仅前五卷就达226首，其中不少未见他书所载，如一字金、一字敬、定命散、惺惺散、松蕊丹、红绵散、顺搐散、观音全蝎散等，今日得见有赖此书保存至今。而某些常用方剂，经作者的加减变化和对于运用的经验论述，亦颇多独到之处，如六乙承气汤，治"伤寒热邪传里，大便结实，口燥咽干，怕热谵语，揭衣狂妄，扬手掷足，斑黄阳厥，潮热自汗，胸腹满硬，绕脐疼痛等症。此方代大小承气、调胃承气、三乙承气、大陷胸汤之神药也"。而有些方剂是名同而实异，如消风散虽为常用之方，而观其所列药味与局方消风散和全鉴消风散都不相同，实乃作者儿科经验之专方。再如瓜蒂散，也较常用方多全蝎一味。

总之，该书虽仅残存五卷，仍足见作者对儿科医理研究之深入和临床经验之丰富，"整齐其所为，书成一家言"，"允乎大成之云匪赝也"，对我们今天探究古代中医儿科证治和名称术语等方面以及现代中医儿科之发展都极具参考借鉴价值和指导意义。

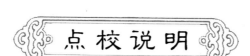

一、《幼科辑粹大成》，明代冯其盛编撰，原书十卷，今残存明刊本五卷（藏于日本国立公文出馆），本书根据复制回归的影印本点校出版。

二、原书中出现的异体字、古今字、通假字，一律改为现行通用简化汉字编排，不再出注。

三、对文中涉及典故，生僻、古奥字词，以及晦涩难解之句适当在页脚予以注释。

四、书中方位词"左""右"依现在习惯并改为"上""下"。

五、书中标点采用现代规范新式标点。

六、书中所引古籍文献，均以书名号标示。所引古籍文献原文均加引号，所引古籍文献的大意则不加引号。

七、原书使用序号与现行标准不一，点校时按现行语体文规范一并改正。

八、原书的编排方式即正文用大字，铺陈、阐释和释义用小字编排，本书一仍其旧，不做更改。

九、原书目录与正文标题不符，点校时做了更正。

点校者

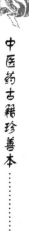

# 目　录

《幼科辑粹大成》序 ……………………………………（1）

《幼科辑粹大成》序 ……………………………………（2）

《幼科辑粹大成》引 ……………………………………（3）

《幼科辑粹大成》序 ……………………………………（4）

《幼科辑粹大成》序 ……………………………………（6）

幼科辑粹大成卷之一 ……………………………………（1）

训医论 …………………………………………………（1）

五脏标本论 ……………………………………………（1）

血气论 …………………………………………………（4）

小儿初受气诸论 ………………………………………（5）

初生调护诸法论 ………………………………………（7）

脐风、撮口、口噤门 ………………………………（10）

鹅口、重腭、悬痈、重龈、重舌、木舌门 ………（13）

蓐疮 ……………………………………………………（15）

小儿医难于大人论 …………………………………（15）

小儿病与大人不殊 …………………………………（16）

相初生小儿夭寿法 …………………………………（16）

小儿病症赋 ················· (17)

面部图 ···················· (17)

看行色论 ················· (19)

观行气论 ················· (19)

诸家色证歌论 ············· (20)

**幼科辑粹大成卷之二** ········· (25)

虎口三关手纹图 ············· (25)

钱孔纯辨虎口三关纹色 ······· (27)

脉息三关手形图 ············· (28)

诸家脉理论 ··············· (28)

王叔和立脉体注脉诀 ········· (31)

《治幼心法》小儿脉赋 ······· (32)

审脉顺逆 ················· (33)

附三指看法 ··············· (34)

别一本五指歌 ············· (35)

五脏证治论 ··············· (35)

汉东王家宝论五脏相生克 ····· (38)

茅先生论小儿五脏病四时所不宜 ··· (39)

诸家死证歌 ··············· (40)

对证用药赋 ··············· (42)

变蒸论 ···················· (44)

五气弱论 ················· (46)

囟门肿陷 ················· (50)

手拳脚拳门 ··············· (51)

龟胸龟背 ……………………………………（51）

五软五硬 ……………………………………（52）

天柱骨倒 ……………………………………（54）

滞颐 …………………………………………（55）

诸啼 …………………………………………（55）

胎黄、胎肥、胎弱 …………………………（57）

**幼科辑粹大成卷之三** ……………………（59）

风、胎风、中风、伤风 ……………………（59）

寒 ……………………………………………（65）

伤寒方论 ……………………………………（68）

**幼科辑粹大成卷之四** ……………………（86）

暑 ……………………………………………（86）

湿 ……………………………………………（90）

吐呃<sub>呕哕附</sub> ………………………………（90）

泻 ……………………………………………（94）

霍乱 …………………………………………（102）

**幼科辑粹大成卷之五** ……………………（105）

惊 ……………………………………………（105）

# 《幼科辑粹大成》序

　　余观太史传，越人仓公，称其所受禁方本之长桑、阳庆，慎戒勿泄，而仓公亲奉，宣问对状为详，然亦不列其方剂，世靡得而述也。岂真神奇秘怪，书不能尽言，言不得尽意耶？毋亦挟术擅名，高自标置，而鲜公天下利万物之心耶？盖古之人，三折肱而更求方，曰"以济来者"，此其仁心可仰已。余友冯躬甫，早工博士，业廪于庠①，久而不第。自以家世名医，不欲坠先业，则时时为人治病。良已！所籍方书皆奇验，因汇录成帙，名曰《幼科辑粹大成》，且欲付剞劂②以公之同志者。盖不欲以禁方自秘，而以济世利物为亟，真仁人之心哉！后有传躬甫者，考其书，知其人，当与越人仓公争烈矣！

　　　　　　万历乙未春三月吉休休居士申时行

---

①　庠：古代学校称庠。
②　剞劂：雕板刻印。

# 《幼科辑粹大成》序

今天下有幼幼，无老老。老老者，非必及人之老，老吾老足矣。吾每见人得一甘饵，必曰"以饲幼子，以饲孙"，而不口大耋。美婴孩膝上，伺其轩渠笑悦，而不闻嬉戏以娱其亲，故曰"有幼幼，无老老"。吾友冯君躬甫至孝，顾不锡类为老老书，而幼科是辑，何居？盖有深意焉。人之寿考在元气，辅以美食。"老老"者，夫亦在人子，养志为先，温清定省，令其起居甚适，而竭力以备甘旨①。若平日不此之务，逮父母疾，第迎医问药，欲以汤熨、针石奏功，不知老人之不可药，犹弱国之不可战也。虽然其要，又在老者自老其老，其心澹然无事；如此，则安用方书？为乃婴儿则不然，苟非夭札，其血气向盛，可投剂安全。此冯氏世业专幼科，而躬甫所为辑书意也。昔扁鹊名闻天下，所受长桑禁方，其为带下医，为老人医，为小儿医，随俗而变，靡所不治，故天下以扁鹊能生死人。今躬甫不云乎随南北、察冬春，不执一隅之见。呜呼！安知他日不有悉取禁方，予躬甫辑大成也？

阳羡新主人徐显卿书

① 甘旨：美食。

# 《幼科辑粹大成》引

　　躬甫冯君，盖儒流之俊也。髫时用制举业，鹊起胶庠中。侪偶①期君旦夕脱颖去，乃坐数奇②，屡踬③棘院④，君稍稍厌之。辄取先世所遗幼科诸方术，研究探索，久乃遂窥其奥，以治里中小儿，无不应手起者，众惊为神。君既已收其功于身，又欲广其传于人人也，于是博采精校，汇为一书，题目《幼科辑粹大成》。云：予观君为人真实醇笃，较然不欺，其妙于小儿医也，非独方术胜也。所谓心诚求之，虽不中，不远矣。不佞于此邦元元⑤，辱父母之托，然坐视凋瘵⑥，委顿而不能起，将方术短浅耶？抑其诚有未至耶？以躬甫观之，当繇求民者，未尽诚耳。不然，六经语孟，具言子民之方，不啻详矣。独不佞试之未必效，何也？藉令躬甫异日握一命之寄，吾知其收效于民也，犹小儿矣。盖吾不信躬甫之方术，而信躬甫之诚之，必能中也。后世用躬甫书者，或有效，有不效，可以思矣。

万历乙未冬楚桃源江盈科题

----

① 侪偶：同辈，同类的人。

② 数奇：命数不好。

③ 踬：受挫折。

④ 棘院：科举时代的试院。

⑤ 元元：平民。

⑥ 凋瘵：衰败，困乏。

# 《幼科辑粹大成》序

　　夫医之难言也久矣！说者谓带下医难于老人医，医小
儿难于带下医。非谓妇人不尽言则难，小儿不能言尤难耶？
吾友冯君躬甫，家世业医，吴中号称幼科专门，所与钱氏、
陈氏相颉颃者①也。乃躬甫则生而颖异，不屑世其业。业佔
伟，弱冠即为督学使者高第，弟子无何而廪于官，且将大
其拯疗民之用，而每试棘闱②辄报罢。于是则抑而姑以世之
业小试之，试则验。由是吴门凡小儿病，无论甲族穷巷，
争迎躬甫。躬甫随应之，检故方而损益疗之，其有裨益于
吴中儿不浅鲜矣。且惧无以衍其传也，为之纂而成帙，命
之曰《幼科辑粹大成》。卷凡十，类凡六十有奇。汇群说，
罗诸方，不嫌于略；撮纲领，采精英，不厌其烦。允乎
《大成》之云匪僭也，久乎亡羊之讶不足凭而斋菜之谚可明
征也。夫以躬甫之明彦，既能以穷经之馀绪，推而为小儿
医，则必能以小儿医之旁通者，推而为带下医，为老人医。

---

　　①　颉颃：不相上下。
　　②　棘闱：科举时代对考场、试院的称谓。

他时脱迹黉校①，拜命通籍②，又讵不能推其所既验于医者，老老幼幼，起民瘼而跻之安全之域哉！是其所以纪斾③常，铭鼎钟者，当更有在不独是编之永其传也。予窃有望焉，是为序。

长州张凤翼伯起书

---

① 黉校：学校。

② 通籍：做官。

③ 斾：旗子上的镶边。

# 《幼科辑粹大成》序

　　人之所贵于万物者，以其有礼义也。然必养之，以至于成而不夭；闳于幼小，然后礼义可得而行焉。否则生且不保，于礼义乎何有，而曰贵于物，不其谬与？由斯以言，则夫所以审疾处方，保护其幼小而期于成者，其所系甚重，而其术诚不可不精也。知其系之重，而必欲精其术，其躬甫冯先生乎？躬甫少壮时，刻意博士，业其廪于黉而驰誉于棘闱者久矣；一旦念志之难，遂而思以仁幼之术溥于时也。乃以其先世所素业者而更扩之，上探《素》、《难》，博及诸名家，以迨钱仲阳氏，靡不研究其渊微，而操执其旨要。由是出以疗疾，其取效，若符之合而响之答也，盖群然遐迩争赴矣。然躬甫以幼稚无言说，察之不易，而柔肌弱脏，药之尤不易也，每投剂懔懔若，所谓九折肱而称良者。吾于躬甫有取焉。呜呼，此躬甫之所以为儒医与夫！儒之道，视保小民若保己之赤子，而心诚求之。躬甫视人之赤子，亦犹己之赤子也，安得不心诚以求之乎？则其疗之当而效之神也，其亦宜矣！躬甫犹以济一时一方之幼，其及有限，而思欲广之于无穷也。于是整齐其所为，书成一家言，以行诸远，以垂诸后。其卷十，其类六十有奇，名之曰《幼科辑粹大成》。呜呼，何其用心之弘，而立志之远也！其殆仁及于天下万世矣！夫人所患，无其心耳，其所遇之不齐，乃时为之，无足论也。若躬甫之仁心，恳恻真若有固结于中而不容解者，倘其获任民社，其功业岂眇小哉？然即躬甫今日之所就，有以跻夭阏①于康寿，以行夫礼义而贵乎物，固亦足以助王道之所不及，而默相天地生成之功矣。其平日未遂之志，夫亦有所寄而不虚也哉。

长洲王敬臣以道撰

---

① 夭阏：夭亡，夭折。

# 幼科辑粹大成卷之一

吴门安予冯其盛躬甫纂辑
弟　熙东冯　曙升甫校正
门人省吾吴　俊秀甫同校

## 训　医　论

　　凡为医者，性存温雅，志尚谦虚，动遵礼节，举协柔和，无自妄尊，不可矫饰，广收方论，博通义理。明气运，晓阴阳，善诊切，精察视，辨虚实，分寒热，审标本，识轻重。疾小不可言大，事易不可言难。贫富用心皆一，贵贱使药无别。斯于道庶几，不然为生灵之巨寇。

　　凡为医者，遇有请，不择高下远近，必赴。一到其家，须先问曾请医否，曾进何药，已未经下，可得虚实也。如曾经下，即虚矣，更可消息则无误。又必明南北禀受之殊，察土地寒温之异，不可一概施治。

## 五脏标本论

　　肝：在天之风，在地为木，在人为肝，在时为春。肾水为母，心火为子，克脾土。主筋，主藏魂。其声呼，其液泪，其味酸，主应眼，外应爪甲。其色青，青欲如青玉光泽，不欲如蓝。肝主风，风喜伤肝，病主惊风，恚怒气逆伤肝气。痘主水疱，燥气盛则病，面白则逆，金邪克木。肝病，面青，筋急，多怒，目痛，目闭不欲见人，脐左动气。肝实，目赤，多怒，头眩，痛引两胁、小腹之下。肝虚，目昏胸痛，筋缩拘挛，恐惧如人将捕。肝绝，唇腮反青，四肢多汗。平脉，春旺七十二日，春则弦缓而长。春弦者，端直之状，细弱而长。贼脉，浮涩而短，金克木。危脉，弦如张弓弦。

　　心：在天之热，在地为火，在人为心，在时为夏。肝木为母，脾土为子，克肺金。主血，主藏神。其声言，其液汗，其味苦，上应舌，外应掌。其色赤，赤欲如帛裹朱，不欲如赭。心主热，热则伤心，病主惊热。忧愁思虑则伤心。痘主红斑。寒气胜则病，面黑则逆，水克火。心病，面赤，喜笑，心烦掌热，口干，开眼妄语，脐上动气。心实，口干喜笑，身热汗血，筋胁胸背痛满。心虚，恍惚多惊，忧烦少色，咳嗽，舌强，腰背酸疼。心绝，摇头直视，形如烟熏。平脉，夏旺七十二日，夏洪缓。夏洪者，浮大而散，来疾去迟。贼脉，沉濡而微，水克火。危脉，钩如操带钩。

　　脾：在天之湿，在地为土，在人为脾，在时为四季。心火为母，肺金为子，克肾水。主肌肉，藏意智。其声歌，其液涎，其味甘，上应口，外应四肢。其色黄，黄欲如罗裹雄黄，不欲如土。脾主湿，湿则伤脾，病主湿热。乳食饥饱则伤脾。痘主疹。风气胜则病，面青为逆木克土。脾病，面黄，善思善嗜，体重卵痛，四肢不收，怠惰。脾实，肢体重着而不举，腹胀，尿秘而苦饥。脾虚，吐逆泄痢，乳食不消，肿胀肠鸣，四肢无力。脾绝，脐突唇反，环口鬣黑，柔汗发黄。平脉，土之脉，温厚。气行脏腑之间，平和不得见，其衰则见焉。四季之月各旺十八日。贼脉，弦长而紧，木克土。危脉，状如雀啄，止而复来。

肺：在天之燥，在地为金，在人为肺，在时为秋。脾土为母，肾水为子，克肝木。主气，主藏魄。其声哭，其液涕，其味辛，上应鼻，外应皮毛。其色白，白欲如白玉光泽，不欲如垩。肺主燥，燥则伤肺，病主嗽，形寒体冷则伤肺。痘主脓疱，热气胜则病，面赤则逆，火邪乘金。其病，面白悲愁，嚏哭吐衄，喘咳寒热，胁右动气。肺虚，呼吸少气，鼻涕嗌干，喘乏咳血。肺实，喘促咳嗽上气，鼻塞，胫股肩疼痛满。肺绝，汗出发润，喘而不休，毛发气出。平脉，秋旺七十二日，秋脉浮。秋毛者，稀软之状，轻虚以浮。贼脉，浮大而牢，火克金。危脉，毛如风吹。

肾：在天之寒，在地为水，在人为肾，在时为冬。肺金为母，肝木为子，克心火。主骨，主藏精与志。其声呻，其液唾，其味咸，上应耳，下应腰脊。其色黑，黑欲如漆，不欲如炭。肾主寒，寒则伤肾，其病疝。淫欲则伤肾，痘主黑陷。湿气胜则病，面大黄则逆，土邪乘水。其病，面黑，恐欠，足寒逆气，腹痛，飧泄后重，脐下动气。肾实，腹膨胀，体重，少气不言，骨疼，飧泄，小便少。肾虚，心悬如饥，胸痛引脊，厥逆耳鸣。肾绝，反目直视，狂言，遗尿，腰折骨枯。平脉，冬旺七十二日，冬脉沉濡。冬石者，沉濡滑，举指来疾。贼脉，缓而大，土克水。危脉，石如夺索，去如弹石。

# 血 气 论

　　人生之初，具此阴阳，则亦具此血气。所以得保全性命者，气与血也。气血，人身之根本乎。气取诸阳，血取诸阴。血为荣，荣行脉中，滋荣之义也。气为卫，卫行脉外，护卫之义也。然脾胃者气血之父也，心肾者气血之母也，肝肺者气血之舍也。脾纳水谷，其悍气注于肾而为气。肾舍于肺而为卫，以温分肉，充皮毛，肥腠理，司开阖也。其精气注于心而为血，心舍于肝而为荣，以走九窍，注六经，朝百脉也。荣卫既行，周流不息。一日一夜，脉行五十度。平旦复会于气口，阴阳相贯，气血流通，何病之有？一有窒焉，百病由生。且气之为病，发为寒热，喜怒忧惧为积痞、疝瘕、癥癖。上为头旋，中为胸膈，下为脐间动气，或喘促或咳噫，聚则中满，逆则足寒，此皆气使然也。血之为病，妄行则吐衄，衰涸则虚劳。蓄之在上，则人喜忘；蓄之在下，则人喜狂。逢寒则筋不荣而挛急，挟热则毒内瘀而发黄。在小便为淋痛，在大便为肠风。妇人月事进退，漏下崩中，病症不一，皆血使然也。然气又血之帅也，气行则血行，气止则血止，气温则血滑，气寒则血凝。病出于血，调气犹可以导达。病原于气，调血又何益焉？故人之一身，调气为上，调血次之，先阳后阴也。若血有败瘀，泥滞诸经，壅遏气之道路，经所谓"去其血而后调之"，[①] 此又不可不通其变矣。然调气之剂，以之调血则两

----

　　① 《黄帝内经·素问·三部九候论篇第二十》原文为"必先度其形之肥瘦，以调其气之虚实，实则泻之，虚则补之。必先去其血脉而后调之，无问其病，以平为期"。

得；调血之剂，以之调气则乖张。如木香、官桂、细辛、厚朴、乌药、香附、莪术、三棱之类，治气可也，治血亦可也。若以当归、地黄辈施之血症则可，然其性缠滞，有亏胃气，胃气亏则五脏六腑之气亦馁矣。善用药者，必以助胃药助之。凡治病，当识本末。如呕吐痰涎，胃虚不食以致发热，若与凉剂，则胃气愈虚，热亦不退，宜先助胃，止吐为本，其热自退。纵热不退，但得胃气已正，旋与解热。又有伤寒大热，累用寒凉，疏转其热不退，但与调和胃气，自然安愈。

心为血之主，肝为血之藏；肺为气之主，肾为气之藏。人但知血之出于心，而不知血之纳于肝；知气之出于肺，而不知气之纳于肾。往往用药，南辕而北辙矣。假如血痢，以五苓、门冬等剂行其心，巴豆、大黄逐其积，其病犹存者，血之所藏无以养也，必佐以芎、归，则痛自止。假如喘咳，以枳壳、桔梗、紫苏、桂、干姜、橘等剂调其气，以南星、半夏、细辛豁其痰，而终不升降者，气之所藏无以收也，必佐以补骨脂辈，则气归元矣。病有标本，治有后先，纲举而目斯张矣。

# 小儿初受气诸论

儿在母腹，受其精气，一月胚，二月胎，三月血脉，四月形体，五月能动，六月筋骨成，七月毛发生，八月脏腑具，九月谷气入胃，十月百神备而生。生后六十日，瞳子成，孩子能笑语，识人。百日任脉生，能反覆。一百八十日尻骨成，能独坐。二百一十日掌骨成，能握物。三百日髋骨成，能独倚。三百六十日为一期。膝骨成，能移步，此特语其常也。

又曰：一月如露珠，二月若桃花，单月形象成，四月男女分，五月脏腑具，六月筋骨全，七月魂生而动左，八月魄生而动右，九月三转身，此未知其所出。

其始有谓之妊者，以其阳始而阴任之也；谓之胚者，以其未成器而犹坯也；谓之胞者，以其已为正阳包之也；谓之胎者，以其食于母而为口以也；谓之娠者，以其有时而动也；谓之怀者，以其有身而依也。原夫此众者，皆阳始阴任，在有形之先，次由五行而后化成也。故曰：阴阳具而五行立矣。

《圣济经·源化篇》曰：木、火、土、金、水为序者，以其相生，有母子之道也；水、火、金、木、土为序者，以其相克，有夫妇之义也。相生所以相继，相克所以相治。人生未有不相克以有成者，阴之所任者，壬也。一阳始壬，肇生命门。命门，主气之原，精所藏焉。壬，阳水也，合丁之阴火而生丙，故有命门，然后生心。心主血，神所藏焉。丙为阳火，合辛之阴金而生庚，故有心，然后生肺。肺主皮毛，魄所藏焉。庚为阳金，合乙之阴木而生甲，故有肺，然后生肝。肝主筋，魂所藏焉。甲为阳木，合己之阴土而生戊，故有肝，然后生脾。脾主肉，意所藏焉。戊为阳土，合癸之阴水而生壬，故有脾，然后生肾。肾主骨，志所藏焉。故肾与命门，一也。此阴阳五行，夫妇化生，自然之理。

《张涣论》：儿在腹，诊其母脉，左手沉实为男，右手浮大为女。又，母若南行，从背后呼之，左回首是男，右回首是女。

# 初生调护诸法论

儿才出母腹，便以衣絮包裹，置大人怀中，虽暑月亦不可遽令赤体，盖乍出腹，不可令冒风寒也（包护法）。

儿在胎中，口有恶物，才生，候啼声未出，急以左手托儿肩背，右手提两足，令儿倒啼一声，吐出口中恶血。又用软帛，或绵裹手指，蘸预备黄连甘草汁，拭去口中恶物。嗣，更以黄连甘草汁多与之服。盖秽吞胸膈，吐以甘草；秽入腹中，利以黄连，皆所以除秽也。少加牛黄、朱砂末，镇心，安神，解毒，免疮痘之患。妊妇临月预备之，然而体赤壮者可多服。拭秽（黄连甘草汁法）。

《千金方》云：牛黄益肝胆，除热，定精神，止凉，辟邪，除百病。初生，气欲绝，不能啼者，必是难产，或冒寒所致。急以绵絮包裹，抱怀中。未可断脐带，将胞衣置炭火上，烧之。仍捻大纸脚，蘸油，点火。于脐带上往来，遍带燎之。以脐带连脐，得火气，由脐入腹则生矣。更以热醋汤洗脐带，须臾气回，啼哭如常，方可洗浴，断带。此法甚良，救活者甚多（回气法）。

凡浴儿，当调和汤水，若不得其宜，令儿水惊，即成疾。冬寒，不可多浴，浴时亦不可久，恐冒风寒。夏亦不可久浴，浴时宜护头背。不然，风邪入之，能令发热成痫。若不浴，又令儿毛落，皮皱，生疮。新生时，将浴，以猪胆汁入汤中，浴儿永无疮疥之患，勿以杂水浴之（浴儿法）。

中医药古籍珍善本

儿断脐带，须隔单衣，咬断，不可用刀。将暖气呵七遍，断当留六寸，若太短则中寒，令儿腹中不调。太长则伤肌，令儿皮枯鳞起。又中寒，或成内钓。既断后，当用软绢绵等谨护脐，不可令受风寒水湿，若暖气少、寒气多则成脐风。又脐带中多有秽虫，当急剔去，免令入腹成疾（断脐法）。

又一方：用桃、柳、梅、桑、槐根各一两，洗净，切碎，水煮，去滓。加猪胆一枚，候水温，洗儿，免生疮疥。

儿脐带落下，随以炭火，新瓦上灸之，烟尽为度。取出，用碗合在地，去火气，研为末。用当归、生地各斯须煎浓汁，再入朱砂一些，调匀，与儿吃尽。次日，大便去秽物，能令痘疹稀少（灸脐带法）。

儿出胎时，被风吹，鼻塞。用大南星为末，生姜自然汁调成膏，贴囟上，自愈（贴囟法）。

儿出腹辄死不作声，急看口中上腭，有泡，或如芦箨盛水，名曰悬痈。可以绵缠长针，留尖处，如粟米许，刺之，令泄去青黄赤血汁。一刺不止，再刺。不过三刺自消。用一字散，蜜调敷之。凡治，方见后鹅口门（刺泡法）。

初生无谷道，皆因妊妇恣情所欲，过食炙煿，所以有此患。急用银簪，看其端的刺透，用油捻纸润塞之，此亦不得已之术，或万一可救耳（刺便法）。

初生大小便不通，腹胀欲绝者，乃胎中热毒之气郁闭所致也，此名锁肚证。急令妇人以温开水漱口，吸咂儿前后心并脐下、手足心共七处。每处凡五七次，取红赤为度，须臾气散则自通。不尔，无生（通便法）。

初生，遍身无皮，通是红肉。宜速以白早米粉，干扑之，候生皮，方止。

初生，遍身如鱼泡，又如水晶，碎则水流。用密陀僧研细，罗末，干糁，仍服苏合丸（方见后）。

儿生七日，肾缩，乃受寒所致。用硫黄、茱萸各五钱，研末，捣烂大蒜，调涂其腹。仍以蛇床子微烧，熏之。

初生眼闭者，由母食热毒之物成斯疾，用犀角地黄丸。

初生不饮乳者，不但生热毒在口，难乳；亦有儿在胎时，母取冷过度，冷气入胞，致令儿生腹痛，夜多啼，不吃乳，此则胎寒，亦名难乳也。

儿初生，肌肉未实，不可用新帛絮，过暖能令筋骨缓弱，褓褯中宜用旧衣絮。值天和暖时，当抱出，日中嬉戏，则血气凝，肌肉固，可耐风寒。若重帷厚衣，不见风日，譬如阴地草木嫩脆，易于损伤也。薄衣之法，当从秋习之，量时加减。若顿减，又易令儿中风寒。

凡儿于春时不得覆头裹足，致阳气不得泄则发热。

凡儿生百日之外，稍与烂粥一二匙，以助谷气，健肠胃。伺长，稍稍增益。但养儿者，多务过惜，往往二三岁尚未与食，致脾胃虚，体力怯，平生多病。然亦不可过与，痛忌冷、油腻、荤腥、黏滞、甘甜等物。

凡儿乳哺既有常剂，然忽却食恶乳，此是腹中不和，便当微微下之，不尔，则生寒热，或为吐痢，及为积癖。脉大者，发痫。皆不早治之故也。欲下之，紫霜丸（见变蒸门）最妙，不可行驶利药。

巢氏曰：养小儿，衣不可太暖，令儿汗出，虚风易入；乳不可太饱，令儿伤胃，积滞难化。故云：若要四时小儿安，必须一分饥与寒。

《千金方》云：夏不去热乳，令儿呕逆；冬不去冷乳，令儿咳痢。

葛氏云：乳者，奶也。哺者，食也。乳后不可与食，食后不可与乳。缘小儿脾胃怯弱，乳食重伤，初成积，久成疳癖也。

又云：吃热，吃软，吃少，则不病。吃硬，吃冷，吃多，则生病。忍三分寒，吃七分饱。频揉肚，少澡洗。

儿欲吐，下之。于立夏后不可轻举，盖春末至夏俱发泄时，若误行转泄，则使下焦虚而上焦热，变成大病也。

# 脐风、撮口、口噤门

自初生至七日左右，忽然面青，啼声不出，口撮唇紧，不能乳。盖由剪脐，不定伤动，兼以风湿所乘，甚则毒流心脾二经。轻则病在皮肤而为脐疮，不差。重则病入脏腑而为脐风撮口，亦如大人破伤风，则牙关紧而口撮，不能进食，此最恶候。甚则口青色，吐白沫，四肢逆冷，百无一生。然又不能坐视。有一法极验，但世罕知。凡遇此患，看儿齿龈上，有小泡子如粟米状，急以温水蘸熟绵子裹手指，轻轻擦破，即口开便安。不用药。又方：于擦破处，以蜈蚣末敷之。又有诸方具后。

《圣惠方》云：初生儿有三病：一口噤，一撮口，一脐风，皆是急病噤口，尤甚，过一腊方免此症。

儿出生七日内外，忽口噤不乳，与撮口相似。但口噤面赤多啼、口不吐白沫，与撮口面青、啼不出、口吐白沫者异。

先撮口而生惊。若脐边青黑，撮口不开，时为内搐，不治。爪甲青黑，即死。

儿初生，多有热在胸膛，伸引弩气，抑入根本之中，能令脐肿突，宜服龙胆汤。若入经络，多变为痫。

凡脐风、肚胀青筋、吊肠、卵疝、内气引痛，皆肠胃郁结不通致之，治法贵乎疏利。

大抵脐风等症，多主郁结不通，并用所下胎毒，如天麻丸、夺命丹药，并见惊门。

钱孔纯云：脐风撮口，若两眉青色，脸赤，腹胀，不可不药。

凡下胎毒，用淡豆豉煎浓汁，与三五服，其毒自下，又能助脾气，消乳。

小儿口噤，牙关紧者，用生天南星，去皮、脐，研为细末，龙脑少许合和，用指蘸生姜汁，同药末于大牙根上擦之，立开。

**定命散** 治脐风撮口。

赤足蜈蚣半条，酒炙，令干　川乌尖三个　麝香少许

上为末，同麝香研极细，每服半字，煎金银薄荷汤调灌。

**又方** 亦治前症。

蛇皮微炒　钩藤　干蝎梢各一分，先为末　麝香五分，另研　牛黄半钱，另研　一方加白僵蚕，尤妙。

上末并一处，再研匀，每服一字，取竹沥，同乳汁调灌。

一方止蛇蜕、朱砂、麝香三味，为末，每用半字，津调口中，日五七次。

**龙胆汤**　治热入胸膛，引伸入脐，因令脐突。

龙胆草　　钩藤　　柴胡　　黄芩炒　　桔梗炒　　赤芍炒　　茯

苓　甘草①　大黄一钱，纸裹煨熟　蜣螂一个去翅、足，炙

水煎服，如客忤②魃病③，加人参、当归。

**三豆散**　治脐突。

赤小豆　豆豉　天南星　白蔹各一钱。

上为末，每用半钱，捣芭蕉自然汁，调敷脐四旁，一日一次，次日再敷，若得小肠下即安。

**封脐散**　治脐诸病。

䑋带灰　发灰　白姜灰　红棉灰　南星　白蔹　当归

头　血竭　赤小豆　五倍子　龙骨　百草霜　赤石脂煅　胭

脂　海螵蛸

上合研为细末，湿④敷干，清油调涂，忌生水浴。

**又方**　止用白矾、龙骨二味，煅为末，干糁。

**又方**　治脐疮湿肿，久则成痫。

黄连末　龙骨煅　血余灰　韶粉研各等分

敷患处，油调亦可。

**瓜蒂散**　治脐风撮口

瓜蒂　赤小豆　全蝎

上三味煎服，吐之即安。

**立圣散**　治口噤。

干蜘蛛一个，去足、口，竹沥浸一宿，炙焦　腻粉一钱　干蝎蛸七个

---

① 此药及前诸药原缺剂量，待考。

② 客忤：小儿突然受外界异物、巨响或陌生人的惊吓，而发生面色发青、口吐涎沫、喘息腹痛、肢体瘈疭、状如惊痫者。

③ 魃病：即继病，乳食停滞所致的营养不良性疾病。

④ 湿：此后原文由"干"字，衍文，据文义删。

上同研为末，每服一字，乳汁滴入口中，时时用之。

**又方** 亦治前症。

生甘草一分，细剉，水煎六分，去渣，放温，分数次灌儿口，令吐出痰涎秽物。后取猪乳汁点儿口中，差。亦治撮口。取猪乳汁法：候小猪哺乳时，急提后脚倒之，其口中乳遂出。能进猪乳，且可免惊痫。

**安脐散** 治脐中汁出，或赤肿。

白石脂煆 发灰 当归末

并为末，日敷三度。

# 鹅口、重腭、悬痈、重龈、重舌、木舌门

儿初生七日内外，口中及舌上生白屑，如鹅之口，谓之鹅口。若发于腭，上作肿，如两重之状，谓之重腭，又谓之悬痈（悬痈见前初生调护法中）。若发于上下齿龈，如重龈者，谓之重龈。若发于舌上，肿起，如舌下更生一舌，谓重舌。又有舌肿胀，塞满口中，木强，谓之木舌，不治即塞，杀人。又有舌下有膜，如石榴子状，此皆在母胎中受热毒，流入心脾二经。盖心候于舌而主血，脾之脉络又出舌下，若心脾有热则血气俱盛，故冲发于口舌而有。以上诸症并宜用银刀或指甲刺摘出血，不愈，再循此法，取愈，随各用后方调治。若指摘刀刺出血不止，用发灰敷之即止。

凡小儿重舌，切不可用手去按，按之则舌根损，长大语不正。

钱孔纯云：小儿生鹅口及重腭，若左拳紧握，面白，腮赤，啼无泪，不可用药。如无此样，速投青金丸。

**保命散** 治鹅口。

白矾煅，一钱　马牙硝半两，研细　朱砂一分，研细

上同研匀，每用一字，取白鹅粪，以水搅取汁调之，先以手指缠乱发蘸井华温水拭儿舌上，口中垢净，然后敷之令遍，即愈。

**钱氏一方** 治鹅口、重腭。

天竺黄三钱　人中白一钱五分　黄连二钱　乳香三钱　冰片五分

上为末，每用少许，先将温米泔汤拭去秽后，吹入立愈。

**乌鲗骨散** 治重腭、重龈、重舌等症。

乌鲗骨一两　干蜣螂五钱，烧灰　枯白矾一两，研　蒲黄五钱，研

上诸细末研匀，每用五钱，以鸡子黄调涂肿上，咽下亦不妨。

**又方** 治前症。

蛇蜕皮，烧灰，研细，敷之。

**又方** 治前症。

生蒲黄为末，敷之。

**又方** 治前症。

用竹沥浸黄柏，点之亦好。

**又方** 治前症。

用黄丹煅之，出火气，糁之舌上。

**一字散** 治悬痈。

朱砂　硼砂　龙脑　朴硝各五分

上为末，用蜜调少许，刺血后，用鹅翎刷入。

**如圣散** 亦治悬痈。

铅霜<sub>研</sub>　牛黄<sub>研</sub>　太阴玄精石<sub>研</sub>　朱砂<sub>各一分，研</sub>

上为细末同研匀，入白龙脑细末半钱相和，每用一字或五分，糁儿口中。

**天南星散**　治鹅口。

天南星去皮、脐，为细末，用醋调，男左妇右，涂脚心，用纸贴，干时，再醋润之。

**川硝散**　治重舌、木舌。

川朴硝<sub>五钱</sub>　真紫雪<sub>一分</sub>　白盐<sub>五分，炒</sub>

同研，每用半钱，入竹沥三两，点井华水，调涂舌上，咽下无妨。绛雪散、硼砂散、绿袍散皆可用。

# 蓐　疮

儿生一腊①内外，因胎毒攻发，身生疮者，名曰蓐疮，鸡黄煎治之。用鸡子五枚去白取黄，以乱发如鸡黄大者同入铫②中，熬，取汁涂之。更用苦参末敷之，甚奇。据《本草》云：乱发合鸡子黄煎水，疗惊热下痢。注云：去痰热百病。又云：疗热疮，用之效如神。二味入铫，熬。初时甚干，发焦遂有液。液出，旋取，置磁器中，用之以液尽为度。

# 小儿医难于大人论

夫医之道，诚之难矣，故治小儿尤为难矣。"宁医十丈

---

① 一腊：宋代民间风俗，生子七日为一腊，有一腊、二腊、三腊、满月等说法。
② 铫：diào，煮开水熬东西用的器具。

夫，莫医一妇人。"何也？丈夫荣气壮，妇人血脉相冲兼产，难治。"宁医十妇人，莫医一老儿。"何也？妇人血气尚盛，老儿元阳枯竭，气血皆衰。"宁医十老儿，莫医一不语小儿。"何也？老儿虽衰，犹能言语，若不语小儿，语不得其病之由，脉不能诊其必然之理，所以难也。

## 小儿病与大人不殊

《千金》云：小儿之病与大人不殊，惟用药有多少为异。

又，一括云：小儿不与大人同，得病多因惊、热、风，先治心神，次除热，脉宜紧及浮洪。

《惠眼观证》云：自一岁至十五岁，皆以小方脉治之。

## 相初生小儿夭寿法

儿才离母腹，观其形体，即知端的。骨大而肉瘦，声清而目正，其子少疾而寿永。若肥胎而骨细，声凄而目无神光，其子多病而不寿。

儿生下身不收，鱼口，股间无主肉，汗血，颐下破，囊下白或赤，阴不起，身如凝血，若无皮，以上俱死。

儿生下头四破，脐小，脐高，声绝而复扬急，啼声散或深，身软如无骨，汗出不流，小便凝如脂膏，常摇手足，以上俱不成人。

儿生，枕骨不成能言而死，尻骨不成能踞而死，掌骨不成能扶而死，踵骨不成能行而死，髌骨不成能立而死。

歌曰：身软阳痿头四破，脐高脐小肉不就。发稀色脆短声啼，遍体青筋俱不寿。尻踵髋骨若不成，能踞能行能立死。脐深色老性尊持，方是人家长命子。

儿初生，阴大而与身同色者，成人。脐中无血者，成人。啼声相连属，成人，寿。卵下缝通达而黑者，寿。体鲜白而长大者，寿。

儿生，额上有旋毛者，早贵，主妨父母。目视不正，数动，或哭而豺声者，非佳人。发稀少者，不听人教。早坐，早行，早语，早齿生，皆恶相，非佳人。

## 小儿病症赋

入门观色，青必惊，而白必冷。启关察脉，赤乃热，而黑乃凶寒，必伤于肺腑，热则蕴于心胸。寒能作痛，热极生风，夜啼不止，皆因孕母胎惊。惊哭声高，乃是受胎不足，胎中受寒，生下则面青而啼哭不乳。胎中受热，生下则鹅口，口疮而重舌。内伤于寒者，不吐则泻。外伤于热者，有风必惊。惊哭夜啼，当以镇心为要。多啼不出，宜当暖胃为先。面目青红，定是肝心受热。面黄惨白，乃知脾肺痰生。吐而不食，凉胃口而饮食自进；粪下而臭，去积热而肠胃自通。

## 面 部 图

下颏属肾北方水，耳轮亦属肾。

左颊属肝东方木，眉棱上下太阳亦属肝。

幼科辑粹大成

中医药古籍珍善本

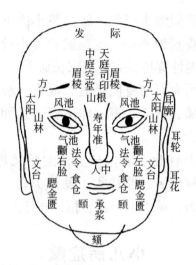

额上属心南方火，颧脸亦属心。

鼻准属脾中央土，唇口两旁亦属脾。

右颊属肺四方金，人中亦属肺。

风池、正眉、气池、眦头上下、太阳、太阴、山根皆属肝部位。

颧面、颊脸、气池下、法令旁、食仓上、高骨取之一寸二分，皆属心部位。

承浆上，人中下，法令内，食仓旁，合即唇，开即口，合属脾，开属心，皆属脾部位。

准头至山根，两孔并中梁，年寿及内外通息，皆属肺部位。

耳花及轮廓，文台山林颐，发际入地阁，四维如海岸，皆属肾部位。

天中于天庭，司空及印堂，额角方广处，有病定存亡。青黑惊风恶，体和滑泽光，不可陷兼损，纯黑病难当。青则宜忧急，昏黯亦堪伤，此是命门地，医工可较量。

# 看行色论

先贤言：婴儿有病，肌肤未全，血气未定，或变蒸未足，寸关莫辨，实物诊切。惟在观其行色，乃知病之所在。其观视之法，须要安神安志，勿令情意惑乱。不得于睡起之际，哭方断之时，恐色不正。须于辰时后，巳时前，夏即未热，冬即未寒，外色不杂，内气闲雅，乃可向明而观察。

# 观行气论

小儿虚实，非系肥瘦，系乎气色。何也？盖有肥而气怯，瘦而气壮。气怯，则色必嫩，其为虚可知；气壮，则色必盛，其为实可知。由是论之，五脏之气形于面部。肝青、心赤、肺白、肾黑、脾黄，是其五体。肝旺于春，心旺于夏，肺旺于秋，肾旺于冬，各七十二日。脾寄旺于四季后一十八日，是其本位。然有时乎不春不冬而面变青黑者，非肝之与肾也。不秋不夏而面变赤白者，亦非心之与肺也。盖五脏之气，层见迭出，随证流行。忽然青者，主乎痛；忽然赤者，主乎热；忽然白者，主乎冷；忽然黄者，主乎积。此其气之开合，非系乎时，非拘乎位。又如心主额，肝主眼并左脸，脾主唇之上下，肺主右脸，肾主耳前颊外，其形或见于位，或露于他部，所谓不可一端取也。且脾主唇之上下，为吐泻或痢日久，然其色黑，则肾之乘脾，水反克土，名为强胜，其脏或败耳。肝主眼并左脸，其色青，本色也，主惊风，是谓顺症；若见色白，乃肺之克肝，即为逆症。以此推考，变而通之，存乎其人。

# 诸家色证歌论[①]

### 五色主病歌

积黄青色时惊风，热赤伤寒紫淡红。黑痛白为虚冷嗽，更须随部用神工。

又云：紫气红伤寒，表惊白色疳。黑时因中肾，黄即是脾端。

### 面部位色证总现

青色者，惊积不散，欲发风候。红色者，痰积壅盛，惊悸增进。黄色者，食积、癥瘕、痞，或作疳候。白色者，肺气不顺，大肠[②]滑泄，水谷不分，欲作吐利。黑色者，传不顺，症变即逆候，表里有亏，脏腑欲绝，其血不荣，其气不卫。

### 面部逐位色证各现

正口常红，无病；干燥，脾热；白，虚。

人中黑，腹痛虫动；点点黑，吐痢。

山根紫，伤乳食、惊；青，人叫惊；黑，危。

印堂青，惊；红，惊热；白，无病。

额青，惊；红，热。

两眉红，夜啼，燥热。

---

① 原文无，据原目录补充。
② 肠：原文"伤"，疑误，根据上下文改。

两眼黑，睛黄，伤寒；白睛黄，积；赤，心热；淡红，心虚热；青，肝热。

太阳红，血淋；青，惊；两纹青第二，惊；赤，伤寒；右青，惊；红，惊；青，恶危。

风池红，热，多啼；黄，吐逆。

金匮青筋，惊。

两颊热赤，啼哭。

颧红，热。

年上准头近乘名年上黄与赤，俱吐痢。

腮红，痰气；青，惊。

承浆黄，吐；青，惊。

以上各有歌，具载文繁。大抵赤则热；青，惊；黄，积或吐痢；白，虚冷；黑，非疝则危证也。

## 定四季各归部位

春，左颊微青者，平；深青者，病；白色者，绝。

夏，额上微赤者，平；深赤者，病；黑者，绝。

秋，右颊微白者，平；深白者，病；赤者，绝。

冬，下颏微黑者，平；深黑者，病；黄者，绝。

四①季，鼻上微黄者，平；深黑者，病；青者，绝。四季月各十八日，土，旺脾。

## 《婴童宝鉴》观五脏各部位

心属火，其色赤，南方之应。旺在夏，外应于面之左颧，故左颧上赤色，如茧丝之乱者，有余热，亦有风热。

肺属金，其色白，西方之应。旺在秋，外应于面之右

---

① 四：原无，据文义补。

颊，故右颊上白色如马尾者，为肺之气盛。

肝属木，其色青，东方之应。旺在春，外应于两目，故目内青色如靛者，谓肝有风，或云惊痫欲发。

脾属土，其色黄，中央之应。旺在四季，外应于口，故口四畔黄色如橘者，脾有积热。

肾属水，其色黑，北方之应，主旺在冬。外应于耳，故耳流脓水，右耳前黑色，如乌丝垂于水中者，主肾有疾。

又云：

凡赤色如在左颧者，心热；右颧者，肺热；在两目者，肝热，目周围也。在耳前后者，肾热。

凡白色在右颧者，肺气盛；在左颧者，微邪干心；口四畔者，脾气不顺。

凡黄色上口及人中，并左右两边者，脾有痰；黄色微者，胃气不和。

凡青色在两眼白中者，惊；又在眼坑者，亦同，是惊欲发；在左颧上者，心多悸；右颧上者，风入肺，为咳嗽而喘。

凡黑色满面者，肾冷，必下黑粪。此皆辨五脏病色。更识春夏秋冬四季，断其病状，须在详审，勿令误可也。

凡色，春青，夏红，秋白，冬黑，四季面黄，此为正色。若春得黄色，夏得白色，秋得青色，冬得赤色，此为微邪。虽有病，不治而自愈，亦或欲瘥之候。若春得白色，夏得黑，秋得赤色，冬得黄色，四季得青色，此为鬼色，虽无患而亦凶。

### 面上五脏部分相乘色

肝色青者，本色也；赤者，心乘肝也；黄者，脾乘肝也；白者，肺乘肝也；黑者，肾乘肝也。心色赤也，本色也；青者，肝乘心也；黄者，脾乘心也；白者，肺乘心也；黑者，肾乘心也。脾色黄者，本色也；青者，肝乘脾也；赤者，心乘脾也；白者，肺乘脾也；黑者，肾乘脾也。肺色白者，本色者；青者，肝乘肺也；赤者，心乘肺也；黄者，脾乘肺也；黑者，肾乘肺也。肾色黑者，本色也；青者，肝乘肾也；赤者，心乘肾也；黄者，脾乘肾也；白者，肺乘肾也。

### 面上五脏四时相乘色

《经》言：青赤见于春，赤黄见于夏，黄白见于长夏，白黑见于秋，黑青见于冬，是谓五脏之生，五行相继也，为病轻。若肝色见青白，心色见赤黑，脾色见黄青，肺色见白赤，肾色见黑黄，是谓真脏之色，五行相克也，为病重。

### 面目死生色

《内经》云：凡病，面黄目青，面黄目赤，面黄目白，面黄目黑者，皆不死。《圣济经》云：脾真为本，而面黄必生者，以真气外荣故也。若面青目赤，面青目白，面青目黑，面黑目白，面赤目青者，皆死。谓无脾色外荣，而真气已绝故也。

### 面上五脏生死色

《经》云：滋荣者，其生色，青如翠羽，赤如鸡冠，黄如蟹腹，白如豕膏，黑如乌羽。枯夭者，其死色，青如春草，赤如衃血，黄如枳实，白如枯骨，黑如炱①煤。

---

① 炱：tái，烟气凝积而成的黑灰。

中医药古籍珍善本

### 金匮死生

凡小儿病者，有黑色满面，或绕口入口，或沿眉绕目，或暗人中者，皆死。有青色延面连目入耳者，死。目光睛光，睛中有物如横红针者，死。

### 《外台》死色

男女十岁以前，凡有病，观其面上。有青黑色如纱盖定，从发际至印堂者，不论疾之浅深，六十日内死。至鼻柱者，一月死。至人中者，十日死。满面者，即日死，虽卢扁①不能疗。

### 《婴童宝鉴》年上色

鼻准头上微微高处，名曰年上，看年吉凶。更上一位，亦有微起处，名曰寿上，看夭寿。

### 《婴童宝鉴》四墓色

从两眉间直上至发际，左为父墓，右为母墓。口吻直下，为男女墓。四墓上皆四季正色者，平。春得青，平；白在四墓，七日死。夏得赤，平；黑在四墓，四日死。秋得白，平；赤在四墓，四日死。冬得黑，平；黄在四墓者，死。四季黄，平；青在四墓者，死。面有五色，不常不泽者，死。

---

① 卢扁：指扁鹊，战国时期得著名医生。

# 幼科辑粹大成卷之二

吴门安予冯其盛躬甫纂辑
弟　熙东冯　曙升甫校正
门人润吾姚光德佑昌同校

## 虎口三关手纹图

　　男左女右叉手处名曰虎口。自虎口而上，第一节名曰气关，有纹过者方病。诸病既生，则气不调顺，故名气关也。第二节名曰风关，有纹过者，须发惊风，渐加困重，故名风关也。第三节名曰命关，有纹过者，则病极而命危殆，故名命关也。气关易治，透过风关渐难，过三关多死候。

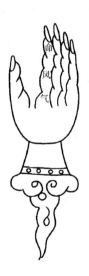

　　男左女右虽为定理，然男女均具此阴阳，左右两手亦当参验。左手之纹病应心肝，右手之纹病应肺脾，于此消息尤得变通之意。假如左有红纹，定知发热，右有双纹如左，亦知脾伤热积。余可意推。

鱼刺形。主初惊。在气关，主壮热吐泻。在风关，主惊。才发在命关，惊重难治。

歌曰：形如鱼刺是初惊，遍体如汤面色青。或泻或烦宜此断，消痰调气便惺惺。

垂针形。主泻利。在气关，主发热吐泻。在风关，泻传惊风。在命关，惊传慢惊恶候。

歌曰：形如悬针泻利多，发惊身热定违和。此病若亦惊风慢，三关通度是沉疴。

水形字。主肺经。在气关，涎痰咳嗽虚积。在风关，发惊喘痰涎。在命关，不治。

歌曰：形如水字肺家惊，虚积相传面色青。膈上有痰须与治，命关若过更无宁。

乙字形，又曰中曲。主食惊。在气关，主食伤吐痢。在风关，传变惊风。乙形主肝，肝刑于脾。在命关，传慢脾风不治。

歌曰：形如乙曲病因肝，眼慢惊啼瘛疭偏。冷积为伤传变此，慢脾风已度三关。

上是去蛇形，主内实外虚。下是来蛇形，主外实内虚。

中卷蛇形，主内外俱虚，此三样皆曲。

蛇形，又曰曲虫形。在气关，主疳积。在风关，主疳劳带惊。在命关，不治。

歌曰：形如蛇曲病因深，脾积疳劳又带惊。未过二关宜早治，三关若过莫须论。

长者，弓形。短者，环形，主疳积。在气关，吐逆，疳热，爱吃泥土。在风关，疳极羸瘦。在命关，不治。

歌曰：形如环弓疳气当，好食泥土是寻常。此病早求能者治，三关已到命飞扬。

乱纹形。主虫痛。在气关，主气不和，有虫积，食诸生物。在风关，主虫咬心痛。在命关，病重，不治。

歌曰：纹乱纵横虫上寻，晓夜啼号不可禁。神佛遍求都莫应，安虫取积始平宁。

〇流珠形。死候。此候不拘三关上下，见者皆为死候。

歌曰：流珠忽见在三关，孩子相辞命已难。医者返魂求妙药，虽逢扁鹊也应闲。

大抵纹势弯曲入里者，病虽重而证顺，犹可用力。若弓反出外，骎骎靠于指甲者，断不可回。其有三关，如流珠流米三五点相连，或形于面，或形于身，危恶尤甚。

又，其间指纹不见，有病者，必于面部上。见面部上不见，有病者，必于脉息主之，更宜参酌。

诸纹总歌曰：鱼刺初惊候，悬针泻利多。水纹惊肺积，乙字是肝讹。虫曲疳将甚，环弓可叹呵。乱纹虫咬甚，珠现作沉疴。

## 钱孔纯辨虎口三关纹色

纹色五色。紫者风邪在表，惊则纹青，淡红则寒热在表，深红必发伤寒、痘疹，青红者惊热。纹乱则病久，纹细则腹痛、多啼、乳食不消。纹粗直射指甲，必主惊风恶候。纹黑如墨，大抵困重，难治。

# 脉息三关手形图

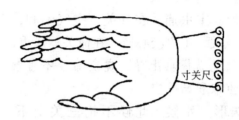

寸关尺

# 诸家脉理论

小儿脉，诸家所言甚众。今择其当者，具载于后。不出数条，可总括也。

歌曰：小儿有病须凭脉，一指三关定其息（小儿臂短，难布三指以分三关，以一指诊之）。浮洪风热数为惊，虚冷沉迟实有积。

浮脉为风，秋得之，曰平。余时主伤风寒，头疼、壮热，或夜热昼凉，咳嗽、喷嚏、鼻塞、清涕、吐逆不食。浮者，按之不足，轻手乃介如葱管之状，故曰浮。

洪脉为热，夏得之，曰平。余时主风热壅盛，身体温壮，发惊，疮疡，血泄。洪者，轻手脉来大，重于脉来亦大，散满部，状如浮脉，故曰洪。

数脉为惊，春得之，曰平。余时主惊风抽掣，脉数小者，多睡，惕跳，直视，恐怖，盗汗，梦中咬牙，吐舌，喘吐。脉数大者，一二日间必发搐搦。数者，脉来急疾，故曰数。

沉迟为虚冷，四时得之。主脾胃虚弱，滑泻脱肛，吐痢不止，日渐尪羸，以成脾困。或作疳劳。轻手全不见，重手按至骨，脉来沉弱细小，故曰沉迟。

实脉为积滞，冬得之，曰平。余时主食伤积聚。面黄腹胀，或痛，发竖，吐痢。缓治即成疳劳，丁奚哺露候。若肥实者，宜与稍凉药，取积后补。若羸瘦者，脏腑虚薄，可与性温药，取积后补。实者，轻手脉不见，重手来大，故曰实。

《宝鉴》论：四时脉，春弦、夏洪、秋浮、冬沉、四季缓。各推其旺相表里，以察其病。假如春得弦而浮者，病在表在腑，为阳，为顺，易治。若得弦而沉者，病在里，在脏，为阴，为逆，难治。余于此。

王叔和脉歌曰：小儿乳后辄吐逆，更兼脉乱无忧虑。弦急之时被风缠，脉缓即是不消乳。紧急细驶亦少苦，虚濡邪气惊风助。痢下宣肠急痛时，浮大之脉归泉路。

通真子歌曰：小儿三岁至五岁，呼吸须将八至看，九至不安十至困，短长大小有邪干。又曰：小儿脉紧是风痫，沉缓须知乳化难，腹痛紧弦牢实秘，沉数有热在骨间。

钱氏脉理论云：小儿病，不能言，惟在虎口、三关并一指脉。虽王叔和犹云：小儿三五云，诊八至脉。又云：一岁变蒸已足方有脉，自寸口而生。不知小儿初生，未满一月，手掌高骨之际，亦有脉息。吸吸而动脉者，血气之波澜。即生成人，必有血气，焉得无脉？只不比大人察其端详之意也。诊小儿脉，洪则为实，濡则为虚，紧则为风，缓则为积，数则为热，迟则为寒。

诸般病脉：弦为风寒，数为疟，急为气不和，或为客忤。紧为痛，紧数者，惊痫。浮为风，浮紧惊风，浮大伤寒，浮虚盗汗，浮数风热。伏为气滞，缓与细，皆为冷，为乳不化。虚与濡，为虚弱，为惊。虚濡慢惊，虚紧伏热。沉重有积。沉数骨间热，沉迟虚冷，沉缓伤食。牢紧癖聚，牢实肠秘。心脉满大，肝脉小急，惊痫。心脉数小，疳淋。数急者，热。寸口脉直上直下者，为惊。寸口脉大小不匀，乱者，变蒸。

　　左寸口无脉，心痛，中热吐逆，口疮或咳嗽，喉中哽头出而热，此乳母食冷，以乳儿所致也。又，脉乱者，吐逆。

　　右寸口无脉，胸满，短气，吐逆，噫哕，喉中响。此乳母抱儿，冲冒风寒所致也。凡脉，如雀啄而紧者，风痫。凡脉，大小不依部次者，恶候。凡小儿脉虚者，病亦虚，轻手得也。脉实者，病亦实，重手得也。故急惊脉促急，慢惊脉虚微。

　　凡小儿三岁以上，七岁以下，其脉一息七八至为平。过之者，曰大过，为阳盛。不及者曰不足，为阴盛。浮为风，沉为冷，洪为热，浮沉洪三脉已解，见前。微为寒，指下往来，细如乱丝，重手即无，轻手乃得，故曰微。紧为实，亦曰痛。紧者，如丝而急，挑之有力曰紧。沉细为乳结，亦为冷，言其脉细小而沉也。弦数为疟，脉弦如筝，通度带快。弦急为客忤，弦急，如琴上之弦。大小不匀，为中恶，言其脉或大或小，不依其部也。脉虚，病亦虚。虚脉，轻手得之，重手即无。只因频下或久泻，故曰虚。变蒸之脉，寸口乱，乱为大小不匀。伏为气，脉行筋下，曰伏。左寸无脉，右寸无脉（注见前）。心脉满大，肝脉小急，并为痫瘛之病。尺寸脉俱浮，直上直下。督脉连腰，脊强不治。三部脉俱紧急，其痫可知？吐乳、呃乳，脉浮者可治。弦急者，气痛。弦紧牢强为徵癖，随其左右上见。三部脉沉，为乳食不消化，缓亦同。脉如雀啄，若紧者，风痫。脉浮大者，宜发汗。

小儿脉数多风热，沉伏原因乳食结。弦长久动肝脏风，弦数为惊四肢掣。洪浮胸中似火烧，若兼肠痛好添愁。息数和平八九至，此个分明不可忧。

凡伤寒、急惊、疹痘之候，此为腑病。浮洪易安，沉细难疗。且与回阳，两日至第三日再论之。如得阳脉，方许调理。然阳脉，取之在轻手，如捻葱管，乃为满部；重按，即无是也。若中慢惊、吐泻、疟痢之候，此为脏病，沉细易安，浮洪难疗。盖阴病脉行于内，不可行于外。然阴脉轻手按之不显，寻之至骨，沉沉应手是也。凡一切病，觉脉来三点大又三点细，此为难治。大抵小儿只看阳脉大，阴脉细。

# 王叔和立脉体注脉诀

## 七表脉

浮脉不足举有余，芤脉中空两畔居。滑体如珠中有力，实形愊愊与长俱。弦如始按弓弦状，紧若牵绳转索初。洪举按之皆极大，此名七表不同途。

浮为中风芤失血，滑吐实下分明别。弦为拘急紧为痛，洪大从来偏主热。

### 八里脉

微来如有又如无，沉举都无按有余。迟缓息间三度至，濡来散止细仍虚。伏须切骨沉相类，弱脉沉微指下图。濇脉如刀轻刮竹，分明八里坦如途。

迟寒缓结微为痞，涩因血少沉气滞。伏为物聚濡气虚，弱则筋痿须审记。

### 九道脉

长脉流利通三部，短脉本部不及须。虚脉迟大而兼软，促脉来数急促欤。结脉时止而迟缓，代脉不还真可吁。牢脉如弦而更实，动脉鼓动无定居。细脉虽有但如线，九道之形乃身殊。

### 怪脉

雀啄连来三五啄，屋漏半日一点落。弹石硬来寻即散，搭指散乱真解索。鱼翔似有一似无，虾游静中方知觉。

# 《治幼心法》小儿脉赋

五岁人将一指诊，十岁始将两指诀。十五才将三指看，脉与大人每悬绝。大人五至为平和，小儿七至始无疴。四至五至冷危困，十至十一热为多。三迟二败死脉诀，十二十三魄欲灭。脏腑三部脉未分，但以浮沉迟数别。风痰疾喜迟而浮，急大洪数儿不瘳。紧大邪气风病作，弦急寒邪风冷求。下痢之脉喜沉微，微，乳后辄吐脉乱宜。急惊之脉弦数喜，沉细必然无药治。吐衄腹疼沉细吉，疾，沉缓不能消乳食。四时各有一脉优，病，脉微虚实亦宜求。夏脉见是从前来，形，鬼来克我我不胜。虚邪须还补其母，母，为子能令母虚故。惊。各使相平无胜负，

寒疟脉弦而带迟，热疟脉弦而带数。浮大现时难用药。中暑霍乱喜浮大，最嫌沉细与沉迟。慢惊之脉宜沉细。疳积诊时洪大宜。水肿浮大脉言吉，沉细何常得安宁。浮数弦长药未灵。紧数细快无他气喘身热宜滑净，脉涩四肢寒者春弦夏洪秋脉浮，冬实季缓正邪假如春间得冬脉，从后来者虚邪逆。我去生子实邪逆。秋脉见兮贼邪脾家脉见微邪病，夫克妻兮总病实邪泻子夺其贼邪泻贼补本经，微邪不治何须夏冬秋脉类能评。

# 审脉顺逆

惊搐浮数顺，沉细逆；体温顺，肢冷逆。
夜啼微小顺，洪大逆；体温顺，肢冷逆。
汗后沉细顺，洪紧逆；困睡顺，狂躁逆。
伤寒洪弦顺，沉细逆；洪大顺，微浮逆。
咳嗽滑浮顺，沉细逆；身温顺，肢冷逆。
温病洪大顺，沉细逆；身热顺，腹痛逆。
吐呗浮大顺，细沉逆；身温顺，身冷逆。
霍乱浮洪顺，迟微逆；身温顺，肢冷逆。
诸痢沉细顺，浮大逆；身凉顺，身热逆。

泄泻缓小顺，浮大逆；身温顺，肢冷逆。

诸肿浮大顺，沉细逆；脏实顺，泄泻逆。

诸渴洪数顺，细微逆；身温顺，肢冷逆。

痰喘滑大顺，沉细逆；身温顺，肢冷逆。

腹胀浮大顺，虚小逆；脏实顺，泄泻逆。

疳劳紧数顺，沉细逆；脏实顺，脾泄逆。

寒热紧数顺，沉细逆；倦怠顺，强直逆。

黄疸浮大顺，沉细逆；腹宽顺，泄泻逆。

虫痛紧滑顺，浮大逆；身温顺，唇青逆。

心腹痛沉细顺，浮大逆；体温顺，肢冷逆。

火瘅浮大顺，沉细逆；身热顺，肢冷逆。

中恶腹胀紧细顺，浮大逆；体温顺，肢冷逆。

诸失血沉细顺，浮数逆；身温顺，发热逆。

**死证脉**　脉来三动而止，不见者，死。脉来速，如弓弦，硬直者，死。脉来瞥然不见者，死。歌曰：三动而止不来凶，速硬如弦劲在弓，瞥然至而反不见，皆为死脉定其宗。

**又论死脉**　伤寒，身大热，体黄，脉沉细者，死。中恶脉紧细者，死。黄疸，脉沉细，腹满者，死。

# 附三指看法

小儿初生半岁前，有病者，须于额前眉上发际下，以无名指、中指、食指重按之。若三指俱热者，其外证必感寒、气粗。三指俱冷，为吐泻候。若食指热，必胸膈不宽。无名指热，必乳食不消。

# 别一本五指歌

五指二节冷，惊来不可安。忽然中指热，必定是伤寒。中指稍头冷，疹痘有多般。女右男逢左，八片锦中看。

# 五脏证治论

肝主风。实则目直、叫哭、哈欠、顿闷、项急，治当泻肝，泻青丸主之。虚则咬牙、多欠，口中气热则外生风，气温则内生风，治当补肝。肝气热则揻衣捻物，热甚则目直不搐。风主动，又风淫末疾，热则风动于四末，故手揻衣捻物也。热入于目，牵其筋脉，则两眦俱紧不能转视，故目直也，治当泻心肝。肝有风则目连劄①，风甚则身反折，强直不搐。凡病，新久皆引肝风，风动上于头目，目属肝，风动入于目，则目上下左右如风之吹，不轻不重，儿不能任，则目连劄也，风甚则入筋脉，筋脉紧急，故身反强直也，治当泻肝补肾。肝有热，有风，甚则皆兼惊症，不搐者，谓未得心热故也，若心热乘于肝，则子母俱有实热，风火相抟而发搐，其抽掣之势，如风荡火也（治见惊门）。若肝热，揻衣捻物、壮热、饮食喘闷者，肺乘之也，治当泻肺。肝在四时，冬相、春旺、夏衰、秋绝。若在春肝旺之时（早晨亦同），反见肺病乘肝者，是肺强肝怯也，治当泻肺补肾。肝虚补肾者，虚则补其母，母能令子实故

---

① 劄：音扎。针刺。指眼跳。

也，甚则肝肾兼补。轻者，肺病退则愈；重者，目中淡青必发惊。若更有搐者，当发赤也。谓怯则目淡青色，有心热则赤，故当发搐。肝虚实皆主风，若外感生风者，则哈欠顿闷、口中气热，治当发散；若饮水、能食不止者当微下之，余不可下。

心主惊。实则叫哭、发热、饮水、惊悸、窜搐，治当泻心；虚则卧而悸动不安，手足摇纵，治当补心。心病虚实皆主热。心实则喜仰卧，盖气实合面，卧则气不通，故喜仰卧，使气得通，治当泻心。心热则视其口中气温，或合面卧而就冷及上窜咬牙也。盖心热则胸亦热，儿虽不能言，有就冷之意，故合面卧也，治当泻热。若邪热乘心，则为惊啼，治当安神。心于四时，春相、夏旺、秋衰、冬绝。若在夏心旺之时（日中亦同），反见肾病乘心者，是水胜火，肾强心弱也，治当补其肝心，泻其膀胱。盖肾主虚，无实不宜泻，膀胱为肾之腑，泻其腑则脏自不盛也。轻者肾病退则愈，重则悸动不安当发搐也。

脾，胃附，脾①主困。实则困睡、身热、饮水、能食，治当下之；虚则身温、四肢冷、吐泻、生风，治当补之。脾寒者，夜啼，脾属阴，冷则夜间发痛，故啼哭，治当温中。脾热者弄舌，脾热则舌络紧，故时时舒吐也，或时饮水，热则津液少故也，治当分解其热，不可用凉药下之。医者多疑其饮水为热，便以凉药下之。如面黄肌瘦，五心烦热，则为疳也（治见疳门）。若不因脾热，大病未已，弄舌者，凶也。又，脾脏冷热，皆主吐泻、困倦。若泻黄者，

---

① 脾：疑为衍字。

热；色青者，冷。秋冬春冷多，惟夏暑热多。胃附：吐泻，昏睡露睛者，胃虚热也；吐泻，昏睡不露睛者，胃实热也。胃久虚热，多生疳病。胃虚冷，吐痰沫白绿水，不食，腹痛，或泻青白痢，完谷不化。若谓虚怯有汗者，但上至顶，下至脐。若面晄白，无精光，口频撮，口中气冷，不思饮食者，脾胃不和，当补脾胃。凡小儿血气未全，自小多啼哭者，胃啼也。脾胃二者，脏腑表里，人之司命，故同病。脾于四时，旺在四季月，若于旺时反见他脏病乘脾者，是脾弱也。如春季木位土旺之时，见肺来乘之；秋季金位土旺之时，见心来乘之之类是也，余仿此。治当补弱为强，随证治之。轻者，所乘之脏病退则愈；重者，面目赤黄，脾怯也。

肺主喘。实则闷乱喘促，有饮水，有不饮水者，治当泻之；虚则哽气、长出气，治当补之。肺热则手掐眉目鼻面，甚则吐稠涎及咯血者，久则肺虚，治当补之。若虚热，则唇深红色，治当解热。若实，则涎痰潮吐，治宜下涎。肺气盛而热，又复有风冷者，则短气、闷乱、胸满、喘嗽、上气，当先治肺，后散风冷；若肺只伤风者，不胸满也，但只散风。又，肺有虚实寒热咳嗽者，并于咳嗽门见之。肺于四时，夏相、秋旺、冬衰、春绝。若在秋肺旺之时（日西时同），反见肝病来乘肺者，是肝强肺怯也。肺怯则唇白，谓肺脾病久，脾为肺之母，母子皆虚，不能相荣，故名曰怯。其病闷乱、气粗、喘促、哽气，难治，为肺虚损也，治当补脾肺而泻肝。轻者，肝病退则愈；重者，唇枯白者死，白泽者，尚吉。

肾主虚。肾病无实，惟痘疮肾实则病黑陷，余无实证。

虚则身冷、无精光、畏明、体骨重。盖肾气不足则下窜而骨重，惟欲坠于下而缩身也。又，肾属水，阴也，虚则畏明，若因他病致肾虚者，非也。又，肾虚谓本怯，由胎气不成，精神不足，目中白睛多，面㿠白无光，多解颅，此皆难养；纵长，不成人；若恣色欲，多致夭亡，治并当补肾。肾于四时，秋相、冬旺、春衰、夏绝。若在冬肾旺之时（夜半同），反见心病来乘肾者，是心强肾弱也，治当泻心补肾。轻者，心病退则愈；重者，下窜不语，肾怯虚也。

凡病，必视其新久虚实。假令肺病又见肝症，若咬牙多欠者，则易治，谓肝虚不能乘肺也。若目直、叫哭、项急、顿闷者，则难治，谓肺病久则虚，肝强而实，反胜其肺也。虚则补其母，实则泻其子。

又，病必视其五脏衰旺时候，考其相乘胜负虚实，其顺则易治，微邪是也，逆者难治，贼邪是也。五脏相反，随病治之。

凡病先虚，或已经下之，有合下之者，必先实其母，后下其子也。假如肺虚而痰实，此可下之证，当先益其脾后乃泻肺也。诸病仿此。

凡病有热者，或疏利解化之后无虚症者，勿用温补。不然，热必随生。

# 汉东王家宝论五脏相生克

肝属东方木，木生火，金能克之，旺在春三个月，能克土，见秋而衰，以脾为妇，木为阳，土为阴也。心属南方火，火生土，水能克之，旺在夏三个月，能克金，见冬而衰。脾属中央土，土生金，木能克之，旺在四季月四立前后各十八日，能克水，三月、七月、九月、十二月亦是旺也。肺属西方金，金生水，火能克之，旺在秋三个月，见夏而衰，能克木。肾属北方水，水生木，土能克之，旺在冬三个月，见夏即衰，能克火。所言肝属木，肺属金，肝却见水沉，肺却见水浮者，何也？肝者，谓水所生，又行其阴道，被水土所痾，故见水而沉。及至煮熟，还其本性，却又浮也。其肺属金，所谓心之相近，又行其阳道，所以被火抽，见水却虚浮及至煮熟，复还其本性而却沉矣。

# 茅先生论小儿五脏病四时所不宜

## 心脏不宜夏

泻后变为痢，血黑渴难当<sup>心主渴，心绝则血黑、虚烦，故发渴。</sup>肌瘦难行坐，虚舌不能藏<sup>心主舌，心绝，则舌不收。</sup>两脸如脂赤<sup>痢久面当无色，今反如脂者，心绝则虚阳上发也。</sup>无语口生疮<sup>心主声，绝则不能语。</sup>此病夏中得，何须更忖量。

## 肝脏不宜春

眼目频频涩，浑身似醉人。时时贪睡卧，心烦又好嗔<sup>肝主目，绝则不能开，故涩而只要睡。又，肝主筋力，绝则如醉人，不能举也。又，肝主怒，绝则多怒不止也。</sup>唇白眼胞肿，狂躁足啼声。东方应此候，此病不宜春。

## 脾脏不宜四季

面色常黄好，不可见相传。肢弱增寒甚，虫行觅食飧<sup>脾</sup>

中
医
药
古
籍
珍
善
本

主四肢，绝则体弱。又，脾绝则肾逆乘之，故发增寒。脾绝则胃热，故虫不安而上出。吃乳唇无力，齿露盖时难脾主唇，绝则不能掩其齿，又不能吃乳。眼倾休下药眼眶属脾，绝则倾陷，不久在人间。

## 肺脏不宜秋

肺候应白色，莫使见绝形。鼻青孔燥黑，腹胀眼胞倾肺主鼻，绝则肝逆乘之，而色青。又，肺绝则无涕，故孔燥黑。肺主眼胞，绝则胞陷。项直喘气促，胸凸没回声肺主气，绝则喘急，项直以引气也。绝则胸中满凸，但有出气而无回声也。秋间逢此候，一命定难生。

## 肾脏不宜冬

冷汗时时有，尿多夜里惊肾绝，则阴阳相离，故冷汗出而小便不禁。精者，神之舍，绝则精神离，故夜里多惊。肾属阴，夜亦属阴，故也。遍身生粟疥，手足冷如冰阳尽不能克暖故也。项倒头难举，面黑没精神肾绝，则天柱骨倒，面目皆黑，无精神也。此候应壬癸，冬得殒其身。

# 诸家死证歌

## 王叔和小儿外证一十五候歌

眼上赤脉，下贯瞳人赤脉属心，瞳人属肾，乃心火胜肾水，水干则不生木，致肝肾绝。囟门肿起，兼及作坑热胜则肿，热极则陷，皆热候也。鼻干黑燥火克金，肚大青筋木克土。目多直视，都不转睛经曰："回则不转"是也。指甲青黑，忽作鸦声肺肝已绝。虚舌出口，啮齿咬人心肾已绝。鱼口气急，啼不作声鱼口张而不合也，是谓脾绝。气急作喘，哭而无声，是谓肺绝。蛔虫既出，必是死形蛔虫生于胃中，藉谷食以养胃，绝而谷食不入，虫故出也。用药速救，十无一生。

## 杂症二十四种死候歌

太冲无脉，直视看人。鱼口自动，满口黏津。时时恶叫，身色黑形。五心高肿，舌出虚伸。或缩或尸，伏热如熏。喉中空响，泻出异形。面多火燥，吐泻无停。两眼半开，惊叫咬人。指甲青黑，齿落痄疔。囟肿或塌，泻止复增。丹毒遍体，啼作鸦声。鱼际不白，岂曰再生？二十四症，必是死形！

## 汉东王家宝小儿形证歌

小儿形证卒难测，满口顽痰喉中塞此是风痰闭其九窍，顽痰方出口中也。吐泻无时加咳嗽此为脾胃俱虚，而不能化其谷食，故无时吐泻也。咳嗽即是胃生风。身上皮肤无血色即是血脉不应也。汗出如油头巉峻其汗出者，即是阴阳相离，荣卫相别，津液为汗，故如油橄。其头巉峻，即是囟门崩，是心绝，即死也。目光无彩鼻中黑其鼻中黑，即是肺绝。鼻中肺之外应。目光无彩，即是肾绝。肾主眼之瞳仁，肾绝即目无光彩也。浮胸心凸牵撮口肺胀脉绝，即胸凹，手足如冰脚面直胃绝，则手足拘直也。撮搦睛斜连唇口其筋绝，即撮着其眼睛也，将手抱头难可救。其筋撮上，故抱于头。此大恶候。眼眶青色多焦渴即是肝绝也。肝主东方甲乙木，其色青，虚即渴矣。饮水百杯犹未歇其胃管直，即水不能痢也。脸肿眼浮脉不来心绝则脸肿，心主血，血脉不能故脸肿。是物粘身将口呷脾肾绝，状如鱼口，往往如呷水相似。啼哭无泪如鸦声肝主泪，肝绝则无泪。肺主声，肺欲绝，故声出而无返如鸦。喉中牵锯口吹沫窍被痰闭，气出入不能，故如牵锯之声。其沫即是卫气出，不返。此疾诚难可疗之，免被时人道医杀。

## 汉东王家宝小儿一见生死诀

幼童脉气辨何形，二十五种甚分明。抱着遍身不温暖是血绝，不痈也。**四肢垂軃**①**哭鸦声**四肢垂軃者，胃绝也。脾主四肢，既绝，不能管也，鸦声解见前。**鼻干黑燥目直视**鼻干黑燥，见前。目直视者，志绝也。脾主志，故直视。**啼哭无泪泻涎清**是肝绝。**挦眉摘眼爪甲黑**即是筋绝。筋痹，故挦摘其眉眼。**泥坛中起或为坑**其囟或肿或陷也。**将口咬人鱼口急**即是两目角垂，如鱼吸水之状。**脚直肚大有青筋**即是筋绝。不能收脚，肚胀，即是气绝也。**上视似觑于高物**目直，故上视也。**长嘘出气黑文行**气欲绝，出而不回，黑文即血，不痈脉。**吃乳不收舌出口**乳不收，胃绝。舌出口，心绝。**唇不盖齿眼眶倾**脾主肌肉，外应唇。脾绝，故唇肉不盖齿，眼眶亦属脾。**泻痢多变里黭**②**血**心主血。心绝，故下黑血也。**偏搐似笑没心情**一边搐也。虚笑不止颜，没其心情，此恶候也。**不论贵贱及男女，救疗十人无一生。**

**钱乙死证**　泻不定，精神好。大渴不定，止之又渴。吹鼻不嚏。病重口干不睡，时气唇上青黑点。颊深赤，如涂胭脂。鼻孔开张，喘急不定，面有五色，不常不泽。

**诸般死证**　病因汗出，如珠不流，头毛上逆，唇口干枯，口鼻气冷，头低不举，卧正如缚，四肢垂軃，手足冰冷。

**通真子死候歌**　囟陷唇干目直视，口中气冷卧如痴。身形强直手足软，掌冷头低尽莫医。

# 对证用药赋

夫人之深爱莫过其子，医学之难无知小儿，痛楚不能言说。凭医诊察，方知医乃精通妙理，当知万法千机。一方一

----

① 軃：音 duo。下垂。
② 黭：青黑色。

药一病，莫令毫发差殊。且如初生婴儿脐风撮口，天麻丸、保命丹，胎惊同用；夜啼腹痛，钩藤膏、当归散，参用能医。咳嗽伤风痰热，抱龙丸则可；变青呗乳惊泻，暖惊饼何疑；惊痫急慢，长生饼、保安丹速效。惺惺散治蒸发热，参苏饮疗停食感冒，羌活散发散四时风寒，化滞丸疏利三焦，消导紫霜丸化乳癖坚癥，定命丹治胎风天吊。吐泻俱作，霍乱之症，炎天中暑，玉液五苓甘露。脾虚吐泻，补脾助胃。①香橘布袋丸治疳积腹大尪羸，挝脾散疗痞癖四肢瘦瘁。褐丸子消腹胀脾疳，万金丸治瘅黄久积。眼赤肝热，泻青丸亦治；急惊目窜，心神惊悸，镇心丸兼疗。发热惊啼，下痢赤白兮，看新久而用梅连导气；疏通转下兮，量大小宣风通膈相宜；脏冷脱肛兮，服豆蔻丸托赤石脂散；小便秘涩兮，导赤散、八正散，葱艾熨脐。丹疮毒瘤，服针砭血；重舌喉闭，吹喉散绛雪尤奇。平旦忽发惊搐，切防疮疹；无事懵然惊叫，是祟物客忤于儿。头面疮癣兮，贴金华散，服消毒饮；鼻疳聤耳兮，红绵散、月蚀散等药扶持。牙疳齿腐，青金散、蟾酥散，蔷浆漱洗；疳积腹痛，五疳丸、长生丸和胃磨脾；胃伤虫动，安虫丸、化虫丸，慎食肥腻。肺寒痰嗽，凤髓散、半夏丸服而自愈；感冒伤寒，清热散凉肌解表；和解攻里，柴胡汤用有日期。咳嗽痰涎齁𪘓，化痰丸、南星丸服之即止；马脾风、风喉、肺胀，夺命散、无价散，涎喘皆除。痰食俱作，白玉饼葱头汤下；口疮糜烂，倒圣散敷贴脚底；囟隆鼻塞，通关膏贴囟即通；惊风牙噤，定搐散可审安危；升发疮疹，先使升麻葛根透肌。活血当用柴草参芪，里

---

① 此后《全幼对症录》"对症用药赋"有"木香饼调中丸"六字，可参考。

实者气匀红活，里虚者助里凉肌。用温药又防咽喉之燥塞，施凉剂恐怕里脱而寒虚。天麻防风丸善疗惊风胎热心惊，青州和苏合能医吐泻后而生慢脾。若下风痰，礞石夺命丹乃为珍剂；痢频无度，水煮木香丸神效。不非脑冷鼻渊兮，吹二黄散，服辛夷散；疳眼雀目兮，灸鼻准，服夜明砂丸，显耀良医。行迟五软，鹿茸丸强筋补髓；解颅囟陷，地黄丸填脑滋基。龟胸肺壅，百合丹疏痰定喘；蛇腰龟背，灸肺俞而脊点龟尿。惊狂神乱，猪心丸、宁心膏安神定志；癫痫健忘，宁志膏、蝎虎丸待用。无违妙法奇方，起婴孩之痼疾。俗言俚句，①请贤明而改诸。

# 变 蒸 论

婴孺始生有变蒸者，以体具未充，精神未壮，尚资阴阳之气、水火之济甄陶以成。亦由万物之生，非阴阳气蕴热蒸，无以荣变也。每三十二日一变，六十四日一蒸。变者，易也。蒸者，热也。自生日始，三十二日为第一变，属肾。又三十二日，再变。且蒸属膀胱，为表里共六十四日也。其变则耳与骱骨俱冷者，肾为水，水数一，故为变蒸之始也。其变则汗出而微惊者，心为火，火数二，故为变蒸之次二也。又三十二日为第三变，属心。又三十二日为第四变，且蒸属小肠，心与小肠为表里，共一百二十八日也。又三十二日为第五变，属肝。又三十二日为第六变，且蒸属胆，肝与胆为表里，共一百九十二日也。其变则目不开而并者，肝为

---

① 此后《全幼对症录》"对症用药赋"有"请览明向，致殊无大意之包容，启诚心而拯济"十八字，可参考。

木，木数三，故为变蒸之次三也。又三十二日为第七变，属肺。又三十二日为第八变，且蒸属大肠，肺与大肠为表里，共二百五十八①日也。其变则皮肤热，或汗或不汗者，肺属金，金数四，故为变蒸之次四也。又三十二日为第九变，属脾。又三十二日为第十变，且蒸属胃，脾与胃为表里，共三百二十日也。其变则不食，腹痛而吐乳者，脾胃土，土数五，故为变蒸之次五也。又心包络为脏，三焦为腑，此一脏一腑俱无形状，故不变蒸。前十变五蒸乃天地之数，以生成之后又六十四日复一大蒸，计三百八十四日。又六十四日为二大蒸，计四百四十八日。又六十四日为三大蒸，计五百一十二日。又六十四日为四大蒸，计五百七十六日，变蒸数足，儿方成人。变者变生五脏，蒸者蒸实六腑，所以成人。每经一变一蒸，体态即异。其变蒸之候，轻则发热，微汗似惊，耳骫俱冷，上唇端有白泡起如珠。重则壮热脉乱而数，或吐或不食，或烦躁渴。轻者五日解，重者七八日解。其候与伤寒相似，但伤寒耳骫俱热，上唇无白珠，此为异耳。其治用和平之剂，微表微利之，或不治而自愈，可服紫霜丸、黑散子、柴胡汤。吐泻多啼者，当归散、调气散之类。又有不热不惊暗变者，气实故也。

**紫霜丸**　治变蒸壮热及伤寒。乳哺失节，宿滞，痰癖，腹满，吐痢。亦治食痫，先寒后热。

代赭石<sub>火煅，醋淬十次</sub>　赤石脂各一两　巴豆三十粒，去皮、心、油　杏仁五十粒，去皮、尖

前二味为细末，后二味捣成膏相和，更杵二千下。若

---

①　据上文推算，此处应为"二百五十八"，可参考。

硬，加蜜同杵作剂，收瓷器中，密固之三十日。儿服麻子许，乳送下，伺小利即热除。若未除，明旦更一服。百日儿，小豆许，以此准量加减。夏月多热，喜冷发疹。每二三十日辄一服，甚佳。

**黑散子**　治变蒸，热不解及挟时行瘟病。

麻黄去根、节，二分　大黄一分　杏仁一分，一小半去皮，一小半连皮

上三味烧存性，研末，每服半钱，水半盏煎服。抱儿于暖处取微汗，身凉即愈。

**惺惺散**　治变蒸发热，咳嗽痰涎，鼻塞声重。

人参　茯苓　白术　桔梗　川芎　细辛　天花粉

姜、薄荷煎服。

**柴胡汤**　见寒门。

**当归散**

当归二钱　木香　辣桂　人参　甘草各一钱

姜、枣煎。

**调气散**　治变蒸吐泻，不乳，多啼。

木香　香附炒　人参　厚朴姜制　藿香　陈皮　甘草各一钱

姜、枣煎。

**人参辛梗散**　治变蒸发热，伤寒咳嗽。

甘草　枳壳　桔梗　川芎　细辛　人参　白术　茯苓　薄荷　半夏　黄芩　花粉

姜煎。


# 五气弱论

儿禀五行而分五脏，故自五气以生五态。然母气有盛

衰之异，故生子有刚柔之别。又经云：心气虚而语晚，肝气微而行迟，脾气弱而肉瘠，肺气怯而皮败，肾气衰而颅解。如此之类，圣人亦制方以补养之。

**心气** 盛者早言笑，多发；怯者性痴语迟，发不生，生不黑。盖心系舌，心怯则语迟，心主血，发为血余，心怯血不荣发也。

**菖蒲丸** 治胎中母卒有惊怖，惊气乘心。生子，心神不足，故语迟。

人参 石菖蒲 麦门冬 远志 川芎 当归 乳香

上为末，蜜丸绿豆大，朱砂为衣，米汤食远服十余丸，量大小增减。日进二三服。

**苣胜①丹** 治发不生。

当归 生地 芍药各一两 苣胜一合，另研 胡粉半两，另研

上前三味并为细末，入后二味。末同研匀，蜜丸黍米大，每服十丸。煎黑豆汤送下，兼化涂头上。

**香薷膏**

香薷一两 胡粉五钱 猪脂二钱半

用水一钟，煎香薷三分，入胡粉、脂油调匀涂头上，日三次。

**又方** 以鲫鱼烧灰研末，和酱涂之，即生。

**又方** 以羊屎烧灰淋汁，同豉汁洗之，三日一次，不过十次即生。

**肝气** 盛者，矫健早行立；怯者，长不能行，甚而肉瘦骨节露，名曰鹤膝。行迟，肝兼肾病。肝主筋，筋弱不

---

① 苣胜：《本经》名巨胜，即今芝麻。

能行。又肾主骨，肾弱，膝骨不成，故不能行。兼治肾肝，钱氏地黄丸加鹿茸、牛膝，五加皮散治之。筋骨生，则渐渐能行。又或眉不生，眉属肝，肝气不荣，故不生。何以知之？盖五脏皆有毛，发属心，心为火。火炎上，故发上抢。须属肾，肾为水，水润下，故须顺下。是以女人无外肾，故无须。毛属肺，肺在五脏上而主外，故毛生皮肤之外。眼睫毛属脾，眼轮亦属脾，脾在右，故睫毛斜生轮上。眉属肝，肝在左，故眉斜生睫上。左为上，右为下，所以眉在上而睫在下。

### 钱氏地黄丸

熟地四钱　山茱萸　干山药各一钱　泽泻半钱　牡丹皮白茯苓各一钱半

上为末，蜜丸绿豆大，量儿大小加减。外加五加皮、牛膝、鹿茸（酥炙）。

### 虎骨丸又名鹿茸丹　治行迟。

虎胫骨酥炙黄　酸枣仁　当归　生地　黄芪　防风　鹿茸酥炙黄　桂少许　牛膝　茯苓　川芎除桂，各等分

上为末，蜜丸如黍米大，木瓜汤下。

### 五加皮散　治行迟。

五加皮　牛膝　木瓜各等分

上为末，每用一钱五分，粥饮调化，入好酒二点，再调，食前服。

### 乌麻散　治眉不生。七月中采乌麻花，阴干为末，以生乌麻油浸，每夜敷之。

**脾气**　盛者肉厚，怯者肌虚而多汗肉瘠。盖脾主骨肉，怯则肌虚，肌虚则荣卫衰，故汗多而肉瘠。

**丁香散** 治脾怯多汗

陈皮一两　青皮　诃子肉　甘草各半两　丁香二钱

上为末，每服二钱。水一钟，煎六分，食前服，儿小分之。

**香瓜丸** 治儿汗。

大黄瓜一个　川大黄湿纸裹，煨　柴胡　青皮　黄柏　胡黄连　鳖甲醋炙黄　芦荟各等分

上将黄瓜去顶去穰，以诸药为末，纳瓜内。将顶盖口杖子签定，慢火煨熟。取药并瓜研之，如皮不烂，去之。干却入面糊，和丸绿豆大，每服二三丸。乳后温汤下，儿大加之。

**肺气** 盛者，肌肤莹润，皮毛鲜滑，怯则肌肤沮败。若无皮毛而血凝，此病多不愈，治以龙胆汤（方见脐风撮口门）。

**肾气** 盛者囟小早合，牙齿早生；怯者颅开、解囟不早合，牙久不生，生又不固，面惨，目睛多白，面眈白色。盖肾主骨髓，脑为髓海。怯则脑髓不成，故颅解而囟难合。百病交攻，极难将护，虽越千日，终成废人。然亦不可束手，宜常服钱氏地黄丸（见前肝气下），仍用天南星微泡为末，米醋调，敷于绯帛，烘热贴之，亦良法也。

**玉乳丹** 治解颅。

钟乳粉依法炼　熟地　柏子仁　当归各半两　防风　补骨脂　黄芪　茯苓各一分

上为末，入钟乳粉、柏子仁拌匀，蜜丸黍米大，每服十丸，茴香汤乳后下。

**柏仁散** 治囟不合。

柏子仁　白及<sub>各一两</sub>　防风<sub>一两半</sub>

上为末，乳汁调，涂囟上。日一易之，十余日取效

**辛桂散**　治囟不合。

细辛　桂心<sub>各五钱</sub>　干姜<sub>七钱半</sub>

上为末，乳汁调，敷囟上，干即敷，面赤即愈。

**芎黄散**　治囟迟。

川芎<sub>五钱</sub>　干山药　当归<sub>炒</sub>　白芍药<sub>炒</sub>　甘草<sub>炙</sub>　熟地黄<sub>各三钱半</sub>

上为末，白汤调，食后服，随用末擦牙根，即生。

**又方**　用雄鼠粪三十枚，日一枚，拭齿根，即生。<sub>两头尖者，雄鼠也。</sub>

**调元散**　通治解颅、肉瘤、行迟、语迟、鹤膝、齿迟。

人参　茯苓　茯神　白术　熟地　当归<sub>炒</sub>　芍药<sub>炒</sub>　黄芪<sub>蜜炙，各二钱半</sub>　山药<sub>五钱</sub>　川芎　甘草<sub>炙，各一钱半</sub>　石菖蒲<sub>一钱</sub>

姜、枣煎，不拘时服，乳母同服。

# 囟门肿陷

儿有囟门者，由脏气未充，骨髓未完，滋养未备故也。脏腑皆以脾胃为养，儿自生后，得谷气所滋，则脏气充而骨髓完，所以儿至能食，则囟门合也。是囟门原于脾胃，脾胃不和，冷热不调，或怒啼饮乳，或喘急咳嗽，致阴阳气逆上冲而囟肿也。热则肿而软，冷则肿而硬。热则凉之，寒则温之。又有囟陷者，或因泻痢，或曾服利药，皆使脏虚，而不能上荣于囟，故令囟陷也，当用地黄丸。

**平囟散**　治囟肿。

牛骨髓五钱，炙干　黄鸡粪焙干，三钱　半夏醋炒，四钱

上为末，陈醋调，贴胃口下二寸，周时愈。用醋者，酸以收之也。

**泻青丸**　治肝气盛，风热交攻，致令囟凸方见后风门。

**当归地黄丸**　治囟陷。

即六味地黄丸加当归。

**又方**　亦治囟陷，用黄狗头骨炙黄为末，鸡子轻调，涂囟，即满。

# 手拳脚拳门

此病皆由母怀胎之时，脏虚为风冷所乘，儿生之后，肝肾之气不足，致筋脉挛缩，故手脚拳而不展。

# 龟胸龟背

此病皆由妊母好食辛辣炙煿热物，致生婴儿胸高背凸如龟之状，此肺经受热也。又有生下婴儿，不能护背，客风吹入脊背，或坐太早，亦致背高如龟。行动喘乏，但遇风寒或多饮食，则痰嗽气喘，致体伛偻瘦悴。久而不治，将成疳劳之症。治法灸肺俞、膈俞穴，取龟尿，点脊中，常服平肺润燥之剂。肺俞穴在第三椎骨下两旁一寸半，膈俞穴在第七椎骨下两旁各一寸半，以儿手中指中节为一寸。取龟尿法：将龟放于青荷叶上，候其出头四顾，以镜照之，其尿自出。瓷器收之，用针点脊俞。

**百合丸** 治龟胸。

大黄<sub>煨,三分</sub> 桑皮<sub>炒</sub> 天冬 百合 木通 朴硝 杏仁<sub>炒,去皮、尖</sub> 枳壳<sub>炒</sub> 甜葶苈<sub>纸炒,各五钱</sub>

上为末，蜜丸如绿豆大，每服十五丸，食后，滚汤下。

**松蕊丹** 治龟背。

松花<sub>焙</sub> 枳壳<sub>炒</sub> 防风 独活<sub>各一两</sub> 麻黄<sub>去根节</sub> 大黄<sub>煨</sub> 前胡 桂心<sub>各半两</sub>

各为末，蜜丸黍米大，每服十丸，粥饮下，量儿加减。

# 五软五硬

五软者，头项、手、脚、肌肉、口是也。无故不举头，此为项软，难收。肝肾之病，治虽暂瘥，年必再发。四肢垂，乃慢脾风候，尚堪医治。肌肉宽缓，饮食不长，若泻痢变作，医难治疗。口软只是虚，舌出口，此阳盛之病，宜先治膈。若唇青气喘，难治。总而言之，俱不治症。钱孔纯治法，今列于后。

**一方** 治头软，用牛膝根一握，釜黑一分，知母五钱，孩儿茶一两。同为末，用猪胆汁及蜜调，涂委曲骨，立见安和。

**一方** 治项软，用鲤鱼尾二两炙干，人参一两，乳浸晒干，当归身二两，酒浸一刻，炒。同为末，水调敷患处，白纸围之，立效。

**一方** 治手软，用人肝藤三两，真珠五钱，薏苡仁一两，大黄一两，熟地二两，自然铜三两。同为末，醋调，涂患处，见效。

一方　治脚软，用鬼督邮、木瓜、苍耳草、肉桂、牡丹皮、朱砂各二两，研细，葱汁调，敷之立效。

一方　治遍身软，用赤石脂三两，巴豆二十粒，去皮心，乌骨鸡头、足、羽共十两，狗头骨九两，干葛一两半。共为末，蜜丸重二钱，人参汤化下，空心服，数日愈。以上俱钱方。

五硬者，头项、手、脚、心、背是也。仰头取气，难以动摇，此为风症。胎中受湿热，儿生之后，又被风邪所乘，手如冰冷而硬。母取凉过度，风入胞中，生儿所以脚硬。心硬者，日夜啼哭无泪，状如腹痛，但脸赤唇红，故知心硬。背硬者，亦为风邪所干也。先儒亦总谓不治症，钱氏纯亦各有治，方列后。

**加减愈风丸**　治头硬。

川乌五两　白芍　马胆星各一两　防风　羌活各二两　钩藤　白附子炮，去皮、脐，各三两

上为末，蜜丸重一钱三分，金箔为衣，姜汤下，不拘时。

**祛邪丹**　治手硬。

汉防己五两　丹参　独活　生地　两头尖炙焦，各一两　荆芥三两　五加皮炒，一两二钱　薄荷两半　扁豆一两

上为末，饭糊丸，白汤下，每丸重二钱，空心服。

**加减调心散**　治心硬。

天麻酒炒　茯神一两　当归一两半，酒洗　丹参　熟地　红花各一两二钱　牛黄一钱　麝香三分　天门冬二两

上为末，蜜丸重二钱。灯心、姜汤调化，临卧服。

**效风散**　治脚硬。

何首乌<sub>酒蒸</sub>　赤芍<sub>炒</sub>　独活　防风　川芎<sub>各二两</sub>　白花蛇<sub>二条，酒浸一宿，晒干</sub>　连翘　草乌<sub>各一两</sub>

上为末，米粉糊为丸，如芡实肉大，每服五丸。一日两服，竹叶汤送下。

# 天柱骨倒

儿容体不为瘦瘁，忽然项倒，此名下窜。皆因肝肾虚，客邪袭风府，传于筋骨。盖肝主筋，肾主骨，筋骨俱弱，故成斯疾，与五软相类。又云天柱倒有三病：一吐泻日久羸瘦成者。一肝胆伏热，热盛生风，致令筋缓而成斯疾，面赤唇红，忽变青者，是其验也。一伤寒不及发表而成者。吐泻者，当调胃气。肝热者，急与祛风退热，服泻青丸，并用强筋药贴项。惟伤寒天柱倒者，难疗。

**金钱膏**　治痫后天柱倒。

知母<sub>盐炒</sub>　当归<sub>酒洗</sub>　滑石<sub>炒</sub>　黄柏　补骨脂　薏苡仁　牛膝　槟榔　续断<sub>各二两</sub>　黄芪　肉苁蓉　槐花　地榆<sub>炒</sub>　砂仁<sub>各三两</sub>　干蟾<sub>炙焦，六只</sub>

上为末，蜜丸重二钱。空心生姜汤化下。

**泻青丸**　治肝热项倒，方见后风门。

**天柱丸**　治项软或倒前后。

蛇含石<sub>一大块，火煅，醋淬七次</sub>　川郁金<sub>少许</sub>

上为末，入麝香和匀，用白糯米饮丸龙眼大，每服一丸，荆芥汤下。或又入生姜汁一二滴，或用薄荷汤下。

**五加皮散**　治项软。用五加皮为末，酒调，涂颈骨上。

**健骨散**　治诸病后天柱骨倒，医者不识，谓之五软。

用白僵蚕为末，三岁儿半钱，薄荷酒调下，后用生筋散贴。

**生筋散** 治前病。

木鳖子<sub>六个，去壳</sub> 蓖麻子<sub>六十个，去壳</sub>

上研细，先摩项上，令热津唾调，贴之。

**贴项散** 治前疾。

附子<sub>一钱</sub> 天南星<sub>二钱</sub>

上为末，生姜汁调，贴患处。

# 滞　颐

滞颐者，涎流出而渍于颐间，此由脾冷涎多也。脾之液为涎，脾气冷，不能收制其津液，故流出渍于颐间也。治用益黄散（见脾胃吐泻门），温脾丸亦可。亦有脾热流涎，盖热则流通故也，不可专用温药。

**温脾丸** 治滞颐。

半夏<sub>泡</sub> 木香 丁香<sub>各半两</sub> 白姜<sub>煨</sub> 白术 青皮 陈皮<sub>各二钱半</sub>

上为末，糊丸麻子大，每服二十丸，米饮下。

# 诸　啼

小儿有夜啼、惊啼、躽①啼。夜啼者，脏冷腹痛也。夜则阴气盛，与冷气相感，痛甚于昼，故夜啼，钩藤散主之。若眼白青色，唇紫，不治。惊啼者，睡里忽然惊觉而啼，

---

① 躽：yǎn，身体向前弯曲。

由风热邪气乘于心，心脏主热，则精神不定，故睡卧不安而为惊啼，钩藤散去当归、木香，加辰砂、木通。躽啼者，儿在胎时，其母将养，伤于风冷，邪气入胞，伤儿脏腑。故儿生之后，邪犹在儿腹中作痛，故身体仰而躽，不乳，大便青，昼夜啼不歇，诸药无效，此名躽啼。三样啼，惟惊啼属热。啼而不哭是痛，故直声来往无泪；哭而不啼是惊，故连声多泪。

### 钩藤散

钩藤　茯神　茯苓　川芎　木香各一钱　甘草五分

姜、枣煎。热啼如前加减。

### 益脾散　夜啼，脾脏冷也。当用温中药，故用益脾散。

白术　人参　茯苓　厚朴　木香　甘草　陈皮

### 养脏汤　治夜啼。

当归　沉香　丁香　白术　桂心　川芎

水姜煎。

### 白芍药汤　治夜啼。

白芍药　甘草　干姜　白术　泽泻　桂心　当归

### 又方火花膏　灯花七个，朱砂少许，同研，蜜调，涂乳与吮。

### 金箔镇心丸　治惊热啼。

片脑　麝香　紫河车　人参　甘草　茯苓　马牙硝　干山药

上为末。蜜丸龙眼大，朱砂金箔为衣，薄荷、姜、灯心汤下。

### 猪苓汤　亦治前症。

猪苓　泽泻　白术　赤茯苓　甘草

**宁心膏**　亦治前症。

茯神　羌活　白术　人参　茯苓　片脑　麝香　干山药　甘草

上为末，蜜丸龙眼大、朱砂、金箔为衣，每服一丸，薄荷、灯心、姜汤下。

**三解散**　亦治前症。即三解牛黄散。

人参　防风　姜蚕　全蝎　黄芩　白附　天麻　赤芍　郁金　大黄　茯神　枳壳　甘草　牛黄

**牛黄丸**　治躽啼。

牛黄一分，另研　冰片一分，另研　麝香半分，另研　全蝎薄荷炙　僵蚕炒，去丝、嘴　天麻　防风　天竺黄各一钱　胆星三钱　雄黄三分，另研

上为末，蜜丸龙眼大，朱砂、金箔为衣，每服一丸，灯心、薄荷、姜汤下。

**理中丸**　（即调中丸），亦治前症。

人参　白术　甘草　干姜

# 胎黄、胎肥、胎弱

《婴孩百问·胎黄候》：小儿生下，遍体面目如金，壮热，大便秘，小便如栀汁，乳食不思，啼叫不止，皆因母受热而传于胎也。有此症，乳母可服生地黄汤，忌食热毒之物。胎肥：生下肌肉厚，遍身色红，满月后，渐渐羸瘦，眼粉红，五心热，大便难，时时生涎。胎弱：生下面无神气，肌肉薄，大便白水，时时硬，气多哕，目无睛光。肥弱并用浴体法。

又先医有曰：胎实面红，目黑睛多者，多喜笑；胎怯面黄，目黑睛少者，多愁哭。

**生地黄汤**　乳母服，亦与儿服。

生地黄　赤芍药　川芎　当归　天花粉各等分

水煎。

**浴体法**

天麻二钱　蝎梢去毒　朱砂五分　麝香一字　白矾　青黛各三钱　乌蛇肉三钱，酒浸，焙为末

上同研匀。每用三钱，水三碗，桃枝一握，叶四五叶。同煎十沸，温浴，勿浴背。

# 幼科辑粹大成卷之三

吴门安予冯其盛躬甫纂辑
弟　　熙东冯　曙升甫校正
门人湛泉朱　溓清之同校

## 风、胎风、中风、伤风

胎风者，儿在胎时，母失谨慎，当风取凉，或冒寒暑，风邪入胞中，生后不得宣通。又或浴洗当风，包裹调摄失宜，或伤脐带入风，并令壮热、呃乳、惊搐、眼直、身强，是谓胎风。看握拳，男左女右，大指男在外、女在内者，为顺，犹可治；反是，为逆，难治。若眉间有筋，红碧黑色者，必死。

中风者，小儿血气未定，及调养失宜。内则盛热蕴蓄，外则腠理虚开，致风邪自背上五脏俞而入。心中风，则能仰卧，倾侧不得。若汗出，唇红，可治，急灸心俞；唇青，面黑，不治。肝中风，则踞坐，举头不得。若唇青，面黄，可治，急灸肝俞；唇黑，面白，不治。脾中风，则腹满，身通黄。若吐汗水，可治，急灸脾俞；手足青者，不治。

肺中风，则偃卧，胸满喘闷，汗出，咳嗽。若鼻上下两边下至口色白，可治，急灸肺俞；若黄，为肺已伤，化为血，手寻衣缝者，不治。肾中风，则踞坐，面浮，腰背痛引小腹，耳黑。若两胁未有黄色者，可治，急灸肾俞；若齿黄赤，发直，面如玉色者，不治，此五脏中风也。年成童者，灸背百壮。五六岁以下至于婴儿，灸者以意消息之。若用药迟，则成癫痫的矣！此巢氏《病源》语。

男向外顺　　　　女向内顺　　　　叉指

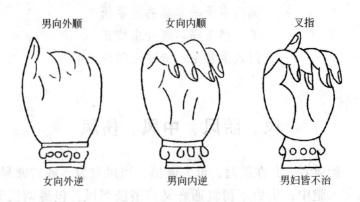

女向外逆　　　　男向内逆　　　　男妇皆不治

《婴童宝鉴》小儿五脏中风歌云：小儿心脏中风时，偃卧唇红汗透衣。但灸心俞三五壮，唇青黄白黑难医。目瞪此为心已坏，多应性命六朝期。肝风踞坐举头难，早灸肝俞病即安。细视眼连唇上色，青黄须道易医看。黑色只应旬日死，命归泉壤不能还。脾家若也中风邪，腹满身黄色似瓜。吐沫此时犹可治，手青足冷命还赊。腰痛目黑肾家风，两胁和柔病可攻。急灸肾俞方得瘥，面黄痉发必归空。肺风偃卧胸中满，短气心烦汗转多。鼻口两边纯白色，早须医治得安和。

　　凡人中风皆自脏俞而入。风入于颔颊之筋，则口㖞而牙噤。盖足阳明之筋上夹于口，手三阳之筋入络颔颊，风客于诸阳之筋，筋得寒冷则拘急，故口㖞而牙噤也。风塞于咽喉声音之间，则语不出而失音。盖喉者，气之道路，喉厌①者，声音之门，风客于喉咽，得寒则塞，故失音，非牙关噤也。风与气抟，气以痰隔，则喉间如鼾齁之响。是风也，始入于肤腠，次达于经络而抟于筋脉。风挟寒邪则拘急挛痛，脉必浮紧。风夹热气则缓弛不随，脉必浮洪。寒者，续命汤；热者，追风散之类。脉浮者，病在表；脉实者，病在里；脉促者，病在上。在表者，散之；在里者，泄之；在上者，吐之。若虚寒者，乌、附之类亦不可缺也。古人治法以灼艾为本，又当消息权衡而投剂焉。然风、寒、暑、湿皆能中人，又有因气而中者。人之骤病，莫若中风，一时仓卒未能精审何脏，且先与搐鼻、开关、豁痰、下气。盖诸中风皆因痰郁气滞而作，痰消气下，病势稍苏，然后辩症。治风先理气，小续命汤为上，排风汤次之。然二药主风不主气，须以人参顺气散、乌药顺气散佐之。气一行则风自疏，痰自降矣。顺气苏合香丸、南木香辈，消痰白丸子、天南星、半夏辈亦可用。如银粉、铅、硝等辈，慎勿妄施，寒毒入胃，则血脉凝滞，真气消耗而成废人矣。

伤风症属肺者，多风邪入于腠理，肺主皮毛故也。其症咳嗽，鼻塞，声重，恶风，口中气热，哈欠顿闷，当发散，二陈汤中加防风、杏仁、桔梗、枳壳。有热，加黄芩、柴胡。或九味羌活汤、参苏饮（并见寒门），皆可发散。热

① 厌：同音假借，当"咽"。

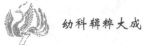

不解，如有下症，当下之。饮水不止而善食者，可微下，余不可下。

伤风自利，或手足冷者，脾脏虚怯也。当补脾益黄散（见后泻门），后发散和解。

伤风腹胀者，亦脾虚。当补脾，后发散。

伤风兼脏症，兼心则惊悸，兼肺则闷喘、哽气、长出气、嗽，兼肾则畏明，各随母脏虚见故也。治当随各脏兼入脏君臣药。

伤风吐泻身热，此胃虚热渴也。当生胃中津液，以止其渴。止后，用发散药。止渴生津，当多服白术散（见后吐泻门）。

伤风吐泻，身凉，吐沫，泻青白色，不渴，睡露睛，哽气，长出气，此伤风荏苒轻怯，当补脾，后发散。

**搐鼻散**

猪牙皂角略炒　细辛　天南星　半夏各一分

上为末，用鹅管吹入鼻中。喷嚏者，可治。

**通关散**　先以南星、生姜、木香煎汤，调苏合香丸灌下。牙关紧者，仍用前药，南星、细辛、皂角等末，入麝香、乌梅肉，擦牙自开。

**小续命汤**　治中风，手足拘挛寒症。

麻黄去节　人参　黄芩炒　杏仁泡，去皮、尖　芍药炒　甘草炙　川芎　防风

丹溪加附子、桂、防己，姜煎。

**追风散**　治中风，手足拘挛热症。

人参　茯苓　桔梗　羌活　柴胡　川芎　防风　枳壳　甘草

姜煎。

**排风散**　治中风，狂言妄语，手足不仁，痰涎壅盛。

白鲜皮　归尾<sub>酒浸，炒</sub>　白芍<sub>炒</sub>　白术　杏仁<sub>泡，去皮、尖</sub>
麻黄<sub>去节</sub>　甘草<sub>炙</sub>　川芎　桂<sub>去皮</sub>　茯苓

姜、枣煎，食远服。

**人参顺气散**　治小儿感风，头痛，鼻塞，声重。中风疏通气道，然后服风药。

川芎　枳壳<sub>麸炒</sub>　甘草<sub>炙</sub>　白芷　橘红　人参　白术
麻黄①<sub>去节</sub>　桔梗　乌药　白姜<sub>炮</sub>

姜、枣煎，不拘时服。

**独活汤**　治小儿惊瘫，鹤膝及中风湿日久，致腰脊手足疼痛，四肢痿痹。

独活<sub>五钱</sub>　甘草<sub>炙，三钱</sub>　当归<sub>酒浸，炒</sub>　白术　黄芪<sub>蜜炙</sub>
桂<sub>去皮</sub>　牛膝<sub>酒浸，各二钱</sub>

姜三片，薤白一根同煎，食前服。

**驱风散**　治小儿卒中风，不语，口眼㖞斜，惊瘫搐掣，痰闷昏睡不稳。

防风　天南星　甘草　半夏　黄芩<sub>炒</sub>

姜煎。

**三生散**　治前症。

天南星<sub>生</sub>　川乌<sub>生</sub>　半夏<sub>生</sub>　木香<sub>各一钱</sub>

姜五片煎。调苏合香丸，自然汁擦牙，服不拘时。

**百部丸**　治小儿肺中风。

百部<sub>五钱，炙</sub>　杏仁<sub>去皮、尖，炒，四十个</sub>　麻黄<sub>去节</sub>

---

① 麻黄：原文为"黄麻"，倒文，据文义转。

上为末，蜜丸芡实大。用陈皮（去白）、桑白皮（炒）、罂粟壳（去穰蒂），同煎汤，研化，食后服。

**白丸子** 治小儿惊风，中风，痰盛。

白附子炮 天南星炮 半夏生，各五钱 全蝎，薄荷汤炙 天麻 僵蚕炒，去丝、嘴 川乌去皮、尖，煨，各二钱

上为末，生姜汁煮，面糊丸如黍米大，生姜汤不拘服。

**苏合香丸** 治小儿心腹刺痛，啼叫不止，或中邪气，或冲客忤，惊气入腹，夜啼钓痛，面色不定。辟邪气、瘟疫，除痫、霍乱、中风、五积、噎病、痃癖、气块、狐狸鬼魅、鬼疰、吐痢等症。

苏合香 安息香各酒熬膏 乳香 朱砂 人参 白术 青木香 香附子炒 沉香 檀香 丁香 犀角 荜澄茄 诃黎勒炮，去核，各五钱 麝香二钱半 龙脑一钱

上为末。除安息、乳香用酒浸透，研成膏。与苏合香入汤瓶内蒸透，同入药末，蜜丸如芡实大。用热汤研化，不拘时服。

**朱砂丸** 治口㖞，失音。

僵蚕 牛黄 麝香 干姜 全蝎 天麻 白附子
上为末，蜜丸龙眼大，朱砂为衣，薄荷、姜汤下。

**宽气饮** 治小儿惊风，痰盛气壅。

人参 枳壳 天麻 羌活 僵蚕 甘草

**木通汤** 治小儿中风不语。

木通 南星 全蝎 僵蚕 枳壳 防风 木香 甘草 石菖蒲

**防风通圣散**

防风 川芎 当归 芍药 大黄 芒硝 连翘 麻黄带

节　薄荷各五钱　　石膏　桔梗　黄芩　甘草各一两　滑石三两

荆芥　白术　山栀各二钱五分

　　生姜煎。

### 大秦艽汤

　　秦艽　石膏　甘草　川芎　当归　芍药　羌活　独活

防风　黄芩　白芷　生地　熟地　白茯苓　白术　细辛

　　春夏加知母。姜煎。

### 二圣散　专治中风口眼㖞斜。

　　蝉壳　寒食面各一两

　　上为末，每用半钱。以酽醋调摊纸上，贴患处。左斜

贴右，右斜贴左，口正急以水洗去之。

### 天麻防风丸

　　至圣保命丹以上二方并治前症，见惊风门。

# 寒

　　胎寒者，儿在胎五六个月时，母取冷过度，冷气入胞，

儿受之，至生下为腹痛、躽啼、乳食不消，腹虚鸣或如水

声，或呃吐，或腹中如鸡子黄，口舌冷，面脸青或晄白，

当服白芍药汤方见前诸啼门。

　　伤寒者，冬时严寒，人触冒之，入于腠理，抟于血气，

则发寒热、头痛、体疼，谓之伤寒。夫中而即病者，名曰伤

寒；不即病，至春而发者，为温病；至夏而发者，为暑病。

暑病者，热极重于温也，均谓之伤寒。又有春应暖而反寒，

夏应热而反凉，秋应凉而反热，冬应寒而反温。非其时而有

其气，是以一岁之中，长幼之病多相似者，此谓之时行伤寒

中
医
药
古
籍
珍
善
本

也。小儿病伤寒者，多由大人持□①解脱，触冒寒气，故亦病伤寒。既云伤寒，则寒邪自外入内而伤之，其入有浅深次第。初入必先太阳寒水之经，尺寸脉必浮紧、无汗，此经本寒标热，其脉上连风府，故有头疼、发热、颈项痛、腰脊强、恶寒等症；次传阳明，以其脉挟鼻络于目，故身热、目疼、鼻干、不得卧，其脉尺寸俱长；次传少阳，以其脉循胁络于耳，故胸胁痛而耳聋，其脉尺寸俱弦。此三阳受病，在太阳属表，当用桂枝、麻黄、羌活等药发之，得汗则解。或在阳明，用葛根、升麻以解肌。若阳明、少阳之分，此为半表半里，脉又不浮不沉，在乎肌骨之间，皮肤之下，当以小柴胡汤和之。盖阳明、少阳二经，不从标本，从乎中也。过此，邪入里。太阴受病，以其脉布胃中，络于嗌，故腹满而嗌干，脉尺寸俱沉细；次则少阴受之，以其脉贯肾，络于肺系舌本，故口燥、舌干而渴，脉尺寸俱沉缓；终则厥阴受之，其脉循阴器，络于肝，故烦满而囊缩，脉尺寸俱微缓。此三阴受病。太阳者，阳症之表；阳明者，阳症之里；少阳者，二阳三阴之间。太阴、少阴、厥阴又居于里，总谓之阴症。然三阴俱是沉脉，妙在指下有力无力。中分有力者，为阳，为实，为热；无力者，为阴，为虚，为寒，最为切当。夫三阴传经，热症，脉见沉实有力，至变为狂、斑、发黄、谵语、口燥、烦渴、不畏寒而畏热，或掷手扬足、揭去衣被、五六日不大便、诸热等症，急须以黄连解毒，白虎、承气、茵陈、栀子等苦寒之药下之。如其下后利不止，身疼痛，脉反沉细无力，身无大热，手足厥，自汗，亡阳，又当

---

① 原文脱字。

用理中、四逆等，或加桂、附救里温之，此权变之术也。然三阴传经，热症从阳经传入，又有直中阴经之病。其症无头疼身热，初起止怕寒，手足厥或战栗倦卧，不渴，兼之腹痛，呕吐，泄泻，或口出涎沫，面如刀割。其治不在传经热症，治例更当看外症如何，轻则理中，重则姜附四逆以温之。然风寒中人，初无定，抑或有自太阳始，日传一经，六日传至厥阴，邪气衰不传而愈者，或有不罢而再传者，或有间经而传者，或有传至二三经而止者，或有始终只在一经者，或有太阳不传阳明少阳而即传少阴者，或二阳三阳同受而为合病，或太阳阳明先后受而为并病，或太阳与少阴阳明与太阴少阳与厥阴阴阳俱受，而为两感之类。其治法亦初无定拟，惟在活变。窃见庸医，一二日不问属虚属实，便用麻黄、桂枝等以汗之；三四日不问在经在腑，便用柴胡等以和之；五六日不问在表在里，便用承气等以下之。此庸医执死法也，岂当拘定一二日发表、二四日和解、五六日方下？要在活泼地如珠走盘，而不出于盘之外。一一灼见亲切，方可下手。真如其为表邪而汗之，真知其为里邪而下之，真知其为直中而温之。汗、下、温三法，不拘日期，惟在中病，斯为上工。故仲景云：日数虽多，但有表症而脉浮者，尤宜汗之；日数虽少，但有里症，而脉沉者，尤宜下之。此确论也。故见太阳症者，宜直攻太阳；见少阴症者，宜直攻少阴。与夫先温其里，乃攻其表；先解其表，乃攻其里，皆活法也。夫治法，固贵活变，然尤贵于见之得确。设有感冒，非时而误认作正伤寒者，有伤风而误认为伤寒者，有直中阴经而误认作传经者，有温热而误认作正伤寒者，有暑症而误认作伤寒者，有如狂而认作发狂者，有血证发黄而误认湿热发黄者，有蚊迹而误认发斑者，有动阴血而认作鼻衄者，有痞满而认作结胸者，有并病而认作合病者，有阳明腑病而认作阳明经病者，有表热而认作里热者，有阴发躁而认作阳症者，有少阴病发热而认作太阳症者，毫厘之差，千里之谬，一概妄治，此杀人不用刀耳。或曰：小儿止有正受伤寒与夹惊食伤寒，其传变与大人不同。不知初生、白日、周岁婴孩，疾痛不能言说，形症殊，或少异，至如十五岁以里，举属幼科病症，岂有不同？是以《活人书》云：伤寒大人小儿治一般，但小分剂，药性差凉耳。要之，其传变，其形症，与大小不殊也。所谓正受伤寒，盖由感受寒邪，冒冷脱着，伤于腠理，轻则伤风，重则壮热，体痛头疼，鼻塞声重流涕，毛耸面惨，斯为正受伤寒候。又有夹惊者，先受惊，后感寒，其症惊啼，痰壅，怔忡，手足抽掣，惊悸，当先发表，后利惊。又有夹食者，先积滞，后感寒，其症面青或红，或面上有点子如豆大，或吐逆泄泻，浑身热，当先解表，然后下之，则病与食皆去也。若不顾其表，便以药攻之，多致结痞也。然伤寒之病，传变症候甚多，又当于仲景《伤寒论》、《活人》、《指掌》等书中参之，不能尽述。

## 伤寒方论

或问：小儿伤寒可得闻乎？曰：小儿伤寒，得之与大人无异。所异治者，兼惊而已，又或有夹食而得，治法与大人则同，但分剂小，用药少殊耳，请发明药证而调析之。恶风、恶寒者，必偎人，藏身引衣密隐，是为表证，可微取其汗也。恶热内实者，必出头露面，扬手掷足，烦渴燥粪，掀衣气粗，是为里证，可略与疏利也。至若头额冷，足凉，口中冷气，面色黯淡，大便泻青，此则阴病里虚，当以救其里也，则用温药以治之。举是三者，汗、下、温之法可以类推矣。发汗，用桂枝麻黄各半汤加黄芩；解肌，用芎芷香苏散加干葛；通利，四顺清凉饮（见热门）；微利，人参败毒散；温里，理中汤；厥冷，甘草干姜汤；寻常感冒，惺惺散、参苏饮；伤风发热，人参羌活散；热者，升麻葛根汤；潮热者，小柴胡汤加大黄；小便不通者，导赤散、五苓散；夹食，紫霜丸；夹惊，亦当发散退热，莫令发渴，如渴，便欲饮水，不渴，截风化痰，则用抱龙丸、羌活散辈。然亦视其小便，或赤或白，可以知里热之有无；或清或浊，可以知里热之轻重。幼而婴孩，则以辨虎口指纹之色形验之；长而童孺，则以一指按其三关，据左手人迎之紧盛者断之。所谓：七十二证，某方某证皆无越张、朱格例，特不过小小分剂，而中病则止也。不然，《幼幼新书》骈集小儿伤寒，岂略举《巢源》一二而已哉？

伤寒与伤风不同，伤寒脉浮紧，无汗，容惨，用麻黄汤发之，汗出则解；伤风脉浮缓，有汗，面不惨，桂枝汤以散邪，汗止为解。若无头疼，恶寒，脉又不浮，此为表症罢，而在中。中者，即半表半里之间也，乃阳明少阳之分。

伤寒不恶风而恶寒，虽不当风，而亦自憎寒也。伤风，不恶寒而恶风，必当风而乃憎寒也。

伤寒兼惊者，是热乘于心。心主血脉，小儿心神易动，为热所乘，故发惊。

凡伤寒，与诸热皆同，奈诸热不生呻吟，惟伤寒呻吟，眉聚是也，宜服麦煎散。

伤寒三阴三阳，止传足经，不传手经。盖足经所属，太阳膀胱水，阳明胃土，少阳胆木，太阴脾土，少阴肾水，厥阴肝木。水遇寒则涸而冰，木遇寒则叶落枝枯，土遇寒则坼面不坚，是皆不胜其寒也。若手经，太阳小肠火，阳明大肠金，少阴心火，少阳三焦火，太阳肺金，厥阴心包络火。金遇寒则愈坚，火体极热，寒不能袭。由是观之，伤寒传足不传于手之理极明矣！此刘草窗发前人之所未发，东垣而下皆未之及也。

凡治伤寒须辨表里，表里不分，汗下差误。古人云：桂枝下咽，阳盛则毙；承气入胃，阴盛乃亡。

伤寒表病里和，汗之则愈，下之则死。如当汗不汗，血化为毒血，则热闭、眩闷、昏迷、谵妄、气促喘满、小便血溢。如当汗而误下，则内泄其真气，邪气得以深入，为痞满，为结胸，为懊恼，为衄血。故曰：承气入胃，阴盛乃亡。

伤寒里病表和，下之则愈，汗之则死。如当下而不下，致血气不通，是以热燥厥深。厥者，手足冷也。阴盛则厥，其脉滑数。如当下而误汗，则外泄其正气，内邪盛，虚而出谵语，为亡阳。故曰：桂枝下咽，阳盛则毙。

伤寒表症宜汗，里症宜下，半表半里宜和解。表里两症俱见，宜参详。无表里证，大柴胡汤下之。表里两见证，当参详若何？假如病人脉浮大，是表症，当汗；然又烦渴，小便赤，却当下；此表里俱见，五苓散（见暑门）主之。假如伤寒不大便六七日，头痛，此里症，当下；然小便又清，知不在里，仍在表，当发汗；此两症俱见，即未可下，宜桂枝汤。假如心下满，口燥，不欲食，大便坚，脉沉细，是里症，当下；然又头疼，恶寒，手足冷；此两症俱见，仲景所谓半表半里是也，宜小柴胡汤。假如太阳病，医反下之，因而腹痛，是有表复有里，仲景用桂枝加芍药汤，甚者桂枝加大黄。又云：太阳病，桂枝症，医反下之，利不止，脉促者，表未解，喘而汗出者，葛根黄连汤主之。此以上仲景治伤寒有表复有里之法，学者当意推之。所谓无表里症者，伤寒四五日后，以在过经，非汗症，亦非下症，故止用小柴胡汤和之，随症加减用之。至十余日外，用小柴胡不愈，若大便硬，看可下，则用大柴胡汤下之。

小儿一发热，急与表汗，次发散，然后调理，要在一昼夜热退为妙。今之医者，但用惺惺散、人参羌活散之类，以致发表不透，三五日内热不除，入于经络，传于血气，表里受邪，内外蕴热，变症蜂起。或作惊，或成痫，以致伤生。哀哉！

一时伤风寒，头疼，发热恶寒，便宜解散。用防风、羌活、升麻、葛根、白芷、荆芥之类，补药、痰药随症加减。如伤食又兼风寒，必用白术、陈皮、山楂、麦芽、青皮、枳实消导其里，兼用台芎、防风、羌活以解其表。

四时伤寒，历代诸书治法具矣。但不若洁古所制九味羌活汤，尤为切要，惟冬时即病用仲景法，其余三时，不分温暑、寒疫，悉以羌活汤治之。但有表症，便与此药，无不愈者。若头疼、恶寒已除，不恶寒而恶热，大便难，方可拟下，略带表症，以大柴胡汤。若痫而便秘者，以大承气汤。邪在中焦作满者，以调胃承气汤。痞实满燥者，以大承气汤。宜详症用之。

伤寒转药孰紧？曰：大承气汤最紧，小承气次之，大柴胡又次之。仲景治法，荡涤热积，皆可用汤液，不可用丸子。

伤寒自汗者，阳虚受邪，邪气又乘于阴，阴阳俱虚，不能制其津液，所以汗出。

伤寒自汗，注身不流，此乃里实表虚也，不可用参、芪、麦冬等药，服之多不救，惟下之即愈。按儿左寸关，六至者生。方服清热降火汤，加减辰砂丸。若三部俱不定者，死。

阳明病，自汗不恶寒，反恶热，濈濈然汗自出者，属阳明也。若渴者，不可与猪苓，以汗多胃中燥，猪苓利其小便故也。故仲景云：阳明病，发热汗多者，急下之。阳明病，其人汗多，津液外出，胃中燥，大便必硬。谵语者，属调胃承气汤，下之。虽然，若小便自利者，不可攻之。须用蜜导法。阳明病，汗出而脉迟，微恶寒者，表未解也，宜服桂枝汤。凡汗多不止者，用温粉扑之。

伤寒，头汗出者，以表实里虚，元府不开，则阳气上出，汗见于头。慎不可下，下之者，谓之重虚，然亦有数种。伤寒五六日，头汗出，微恶寒，手足冷，大便硬，此为阳微，必有表，复有里，此为半表半里。脉虽沉，不得为少阴病，所以然者，阴不得有汗。今头汗出，故知非少阴也，小柴胡汤主之。伤寒五六日，已汗下，胸胁满，微结，小便不利而渴，不呕，但头汗出，往来寒热，心烦者，此表未解也，柴胡桂枝干葛汤主之。病人但头汗出，身无汗，齐颈而还，小便不利，渴饮水浆者，此为瘀血，热在里，身必发黄，五苓散、茵陈散主之。阳明病下之，其外有热，手足温，不结胸，心中懊恼，饥不能食，但头出汗者，栀子饮主之。

伤寒，心下紧满，无大热，但头汗出者，此名为水结在胸胁，以头汗出，别水结症，用小半夏加茯苓汤。

春不可大发汗，以阳气尚弱，可用小柴胡之类。冬不可发汗，以阳气伏藏，不问伤寒、中风，并用桂枝麻黄各半汤，或得少汗而解，或无汗而自解。如势甚者，不拘此。夏月天气热，脉洪大，宜正发汗。然，麻黄、桂枝性热，须加黄芩、石膏、知母、升麻。夏月有麻黄桂枝症，不如黄芩辈服之，转助热气，便发斑。

《脉经》云：汗不出，不至足者，死。热病得汗，大热不去者，死。

伤寒、伤风、疮疹，发热昏睡，一皆相似，仓卒未能辨认，但用升麻葛根汤、惺惺散、小柴胡汤，此数药通治，甚验。

凡小儿伤寒，不可用性燥药发汗，燥入脏腑，热极伤心，则厥逆而难治。又不可用性热药以助阳，阳极则阴必争，四肢汗出如油，手足或热或冷，多发狂癫痫，难治。又不可用性寒药，寒则阳受其冷，则寒热相拎，一向惊啼不睡，使热上冲于脑，致头缝开张，筋脉急胀，难治。

伤寒咳嗽者，以皮毛肺之候，寒客皮毛，遂侵肺，故令嗽。重者，有脓血也。然差后犹嗽者，邪气犹停在肺，未尽也。须与发汗行风，次与调气、化涎、利膈。若腑脏结，当利，动即差。

伤寒喘者，有太阳阳明二症：太阳病，发热身头疼，恶风，无汗喘者，宜麻黄汤汗之；阳明病，腹满，潮热，不恶寒，汗出而喘者，宜承气汤下之。然太阳与阳明合病，喘而胸满者不可下，宜麻黄汤。又有发汗后，饮水多，咳而喘者，此水停心下，肾气乘心，故喘也，小青龙去麻黄加杏仁也。小腹满者，去麻黄加茯苓。麻黄去喘，何故去之？以水停心下而喘，不当汗也。小便不利，小腹满，故去麻黄加茯苓也。

伤寒鼻衄者，是热抟于气而乘于血，血得热则流散，故从鼻出也。又有从口出者，为吐血。从大便出者，为便血。从小便出者，为尿血。惟从鼻出者，热得解而轻，余俱重症。然鼻出多者，亦危症。

伤寒呕哕者，是胃气虚，热乘虚入胃。胃得热则气逆，故呕也。又有干呕者，所谓哕也，又重于呕。轻则小柴胡，呕不止，大柴胡下之。

伤寒发渴者，是热入脏，脏得热，则津液竭燥，故渴也。脉浮而渴，属太阳，瓜蒌汤主之。又有汗而渴者，属阳明，白虎加人参主之。发热恶寒而渴，属少阳，小柴胡去半夏加人参瓜蒌汤。自利而渴，属少阴，猪苓汤。切戒太阳症，无汗而渴者，不可与白虎汤；若汗后脉洪大而渴者，方可与也。阳明症，汗多而渴者，不可与五苓散；若小便不利，汗少，脉浮而渴者，方可与也。此皆仲景之妙法。凡病，非大渴，不可与水。若小渴，咽干者，小小呷滋润之，令胃中和。若大渴烦躁者，能饮几何，亦减半与之。若全不与，则干燥，无由作汗而死。然人见因渴，饮水得汗，小渴，遂剧饮之，致停饮，心下满结，啼死者众。以五苓散或陷胸丸与之。大抵伤寒水气，皆因饮水过多所致。水停心下，气上乘心，则为悸，为喘；结于胸胁，则为水结胸；胃中虚冷，则为呕，为哕；冷气相抟，则为噎；

上迫于肺，则为咳；溃入肠中，则为利；邪热所乘，蓄于下焦，小便不利，小腹满，或里急；溢于皮肤，则为肿。

伤寒大小便不通者，是寒抟于气，而生热，热流入于大小肠，故涩结不通。

伤寒发狂者，有二症：阳毒发狂，畜血如狂。病人潮热独语，如见鬼状，发则不识人，寻衣摸床，直视微喘，此阳毒也，大承气汤下之，一服则止。脉弦者，生；脉濇者，死。弦者阳也，濇者阴也。阳症见阴脉者，死。病人有阳症，脉濇者，慎不可下。病人无表症，寒热唇燥，但欲漱水不欲入咽，脉微沉，小腹硬满，小便反利，大便秘黑，身黄如狂，此血症也，桃仁承气汤主之，须取尽黑物为效。大抵伤寒当汗不汗，热蓄在内，热化为血也。

伤寒结胸者，伤寒本无结胸，因下之太早，热气乘虚而入，痞结不散，便成结胸。其症心下紧满，按之石硬而痛，脉寸口浮，关尺皆沉紧，治法大率当下。若初转下，未成结胸者，急与理中汤，便不作结胸。盖理中汤，治中焦故也。今已成，若脉浮大，又不可下，下之则死，当发汗。仲景云：结胸，脉浮者，不可下，只可用小陷胸汤。大抵脉浮，是尚有表症。兼以小柴胡汤等药先发表，表症罢，方用下结胸①药始安。治结胸，当用枳实理中汤先理气，次疗诸疾，古今用之如神，应手而愈。然结胸有三：有大结胸，不按而痛，胸连膈腹坚硬，大陷胸汤主之；有小结胸，按之则痛，小陷胸汤主之；有小结胸，头微汗出，小半夏加茯苓汤主之。又有热实结胸，大陷胸汤主之。寒

---

① 原作"脑"，形近之误，参改。

实结胸，枳实理中汤主之。又有脏结症，饮食如故，时时下利，阳脉浮，关脉小细沉、细紧，舌上有白胎①滑者，难治。

伤寒腹痛者，是热入腹，传于脏，气结聚，或有燥粪，故令腹痛，宜下之。若挟毒者，则腹满，心烦懊闷，死。大抵痛为实，宜下。本太阳病，或汗下后，腹满痛者，此实痛也，宜大承气汤主之。若阴症冷痛，即四逆散、通脉四逆加芍药汤。又有胁中满痛，此为实，大柴胡汤下之。

伤寒下利者，盖表热虽歇，热反入里，肠胃中与水谷相并，变为赤白。

伤寒口生疮者，热毒气在脏，上冲胸膈，发于口，故生疮。又，咽喉痛者，阳毒上冲于咽喉，故今痛结肿，水浆不入。毒还入心，烦闷者，死。

伤寒发斑者，胃主骨肉，热毒入胃，发于肌肉，状如蚤虱所咬，乃为斑也。赤者，生多；黑者，死多。又云：伤寒下之太早，热气乘虚入胃，胃烂发斑；下之迟，热留胃中，亦发斑。大抵发斑不可表，盖表虚，若发汗，重令开泄，更增斑烂也，皆当用调中花斑汤，或玄参升麻汤及大青等药。

伤寒发黄者，脾胃象土，其色黄，热气入于脾胃，与谷气相抟，蒸发于外，故为黄，眼亦黄。又有血瘀于心，发黄，外症及脉俱相似，但小便不利为黄，小便自利为瘀血。要之，发黄，心脾蕴积，发热，引饮，脉必浮滑而紧数；若瘀血症，即如狂，大便黑为异耳。凡病人身发热，

---

① 胎：通"苔"。

头面汗出，齐颈而还，身无汗，渴引水浆，小便秘，如此必发黄，茵陈蒿汤十分，五苓散五分，煎服。小便利，如皂荚汁者，一宿即减，黄从小便出也。古人云：治湿不利小便，非其治也。

伤寒余热不退者，是邪气与正气交争，正气胜，则邪气散，故寒热俱歇。若邪气未尽时，干于正，邪正交争，故余热往来不已。又有下之得利后，热未除者，是余热未退也。

伤寒劳复者，病新差，血气尚虚，津液未复，因劳动生热，热气复入经络，名曰劳复，小柴胡汤主之。脉浮者以解汗，柴胡桂枝汤主之。又有食复者，病新差，脾胃尚弱，谷气未复，食过多，停积不化，因发热，名曰食复。

伤寒失音。夫喉咙者，气之所以上下也，是为声音之门户；舌者，声之机；口者，声之扇。伤寒卒然失音，皆由风邪所伤，故致此症也。

伤寒变疹子者，亦是郁热毒气，发于皮肤，更量虚实、肥瘦，宜用平和汤药，解表，匀气，散心间热毒。催得疹子发录，七日内始安。切莫通利脏腑，盖内虚，即毒气反入，能损人命。

作《保幼大全》此公云：予流落钱塘，就馆于苏伯止家。伯止以医伤寒名，予尝观其用药次第。若小儿伤寒，壮热，头痛，体疼，脉大，鼻塞，声重，嚏[①]咳，哈欠，恶风，憎寒，病在表，可汗者，用银白散；热多者，甘露散；有食积，胃不和者，安胃丸间服；有惊者，天麻防风丸；

---

① 原作"嚏"，形近之误，参改。

咳嗽者，小珍珠丸。如此施治，无不应验。

**麻黄汤** 治冬月正伤寒。头疼，发热，恶寒，身痛，脉浮紧，无汗而喘，为表症。此足太阳膀胱经受邪，当发汗，春分后不宜服此。

麻黄　桂枝　甘草　杏仁

姜、葱煎。

升麻、葛根、川芎、防风、白芷、羌活，皆可加用。

**桂枝汤** 治冬月正伤寒。头疼，发热，恶寒，脊强，脉浮缓，自汗，为表症。此足太阳膀胱经受邪，当实表散邪。无汗者，不宜服，春分后忌之。

桂枝　甘草　赤芍药

姜、枣煎。汗不止加黄芪，喘加柴胡、杏仁，胸饱闷加桔梗、枳壳。

**小柴胡汤** 治足少阳胆经受证。耳聋，胁痛，寒热，呕而口苦，脉来弦数，属半表半里，宜和解。此经胆无出入，有三禁，不可汗、下、利也，止有此一汤，更无别剂。

柴胡　半夏　黄芩　甘草　人参

姜、枣煎。

**大柴胡汤** 治内热，大便难，身热，不恶寒反恶热。

柴胡　黄芩　芍药　半夏　枳实　大黄

姜、枣煎。

**调胃承气汤** 治太阳、阳明，不恶寒反恶热，大便秘，谵语，呕哕。

甘草　芒硝临起，投入　大黄

水煎。

**小承气汤** 治六七日不大便，腹胀满，阳明无表证，汗后不恶寒，潮热，狂言而喘。

大黄　厚朴　枳实

水煎，以利为度，不利再服。

**大承气汤**　治胃实，谵语，五六日不大便，腹痛烦渴，少阴舌干口燥。

大黄　厚朴　枳实　芒硝

水煎，以利为度，不利再服。

**理中汤**　治脏中寒，腹痛便溏及口噤不语，手足厥冷<sub>方</sub>见前诸啼门。理中丸即理中汤料。若加附子，名附子理中汤。

**小青龙汤**　伤寒表不解，心下有水气，干呕，发热而咳，或渴，或利，或噎，或小便不利，小腹满，或喘者。

干姜　细辛　肉桂　甘草　五味　半夏　赤芍　麻黄<sub>去节</sub>

水煎。

**大青龙汤**　治伤寒见风，伤风见寒，太阳无汗，脉浮紧，发热，恶寒，烦躁。若脉弱，恶风汗出者，不可服。即麻黄汤，止加石膏一味。

麻黄　桂枝　杏仁　甘草　石膏

姜、枣煎。

**四逆汤**　治太阴自利不渴，阴症脉沉，身痛厥逆。

甘草　干姜　附子

呕加生姜，咽痛加桔梗，利止脉不出加人参。

**小建中汤**　治少阴恶寒，手足蜷。伤寒二三日心中悸而烦，脉微细者服。

桂枝　甘草　芍药

姜、枣煎。

**小陷胸汤** 治小结胸。

半夏 黄连 瓜蒌

水煎服，口出黄涎即愈。未效，再进。

**大陷胸汤** 治大结胸。

大黄 芒硝 甘遂

水煎服，得利，止后服。

**白虎汤** 治汗后，脉洪大而渴，虚烦。

石膏 知母 甘草

水煎。加人参，名人参白虎汤，又名化斑汤，治赤斑，口燥，烦渴，中暍，亦治暑热发渴。

**大羌活汤** 解利两感伤寒。经云：两感不治。然所禀有虚实，所感有浅深。若禀实而感浅者，间亦可生。治之而不救者，有矣，未有不治而生者，用此十中或救一二。

羌活 独活 防己 黄芩 白术 川芎 细辛 生地 知母

水煎。

**九味羌活汤** 治春分后伤寒，代桂枝麻黄汤，冬月用可。

羌活 防风 苍术 甘草 白芷 川芎 生地 黄芩 细辛

姜、枣煎，热服。覆取汗。原有汗，去苍术加白术。渴加知母、石膏。羌活治太阳肢节痛，大无不通，小无不入，乃拨乱反正之主也。防风治一身尽痛，听君将命令而行，随所使引而至。苍术，雄壮上行之气，能除湿气，下安太阴，使邪气不传脾经。甘草，缓里急，合诸药。白芷，治阳明头痛在额。川芎，治厥阴头痛在脑。生地黄，治少阴心热在内。黄芩，治太阳肺热在胸。细辛，治少阴肾经苦头痛。此方乃洁古老人所制，凡见表症，悉宜服之，不犯三阳禁忌，实解利之神剂也。然以一方面而治诸证，苟用其方而不知所以立方之意，则未免有执一之弊。故述各药主治，使学者详而用之。

**麻黄桂枝各半汤**　治伤寒七八日，发热恶寒如疟状，但不呕，小便清利，六脉虽微而恶寒。此乃阴阳不可更发汗及吐下，此药主之。

麻黄去节　桂枝　芍药　甘草炙　杏仁

姜、枣煎。

**柴胡桂枝汤**　治伤寒六七日，微有恶寒发热，表症未解者。

柴胡　芍药　桂枝　甘草炙　黄芩　半夏　人参

姜、枣煎。

**十神汤**　治伤寒，时令不正，瘟疫妄行。感冒发热，或欲出疹，不问阴阳，两感风寒，并皆治之。

川芎　麻黄　干葛　紫苏　赤芍　升麻　白芷　甘草炙　陈皮　香附

姜煎。

**藿香正气散**　治伤寒头痛，憎寒壮热，或感湿气，霍乱吐泻中脘痞满，呕恶。

藿香　紫苏　厚朴　茯苓　陈皮　白芷　半夏　桔梗　腹皮　白术　甘草

姜、枣煎。欲取汗，以被覆。

**人参败毒散**　治伤寒头痛，壮热恶寒及风痰咳嗽，鼻塞声重。

人参　柴胡　甘草　桔梗　羌活　川芎　茯苓　枳壳　前胡　独活

姜煎。如心中蕴热，口舌干燥者，加黄芩。

**香苏散**　治四时伤寒，头痛，发热恶寒。

紫苏　香附　陈皮　甘草

姜、葱煎。如头疼，加川芎、白芷、名芎芷香苏散。

**升麻葛根汤**　治大人小儿时气瘟疫，头疼、发热及疮疹已发未发。

升麻　白芍　葛根　甘草

姜煎。

**黄连解毒汤**　治伤寒、杂病，解毒烦闷，干呕，口燥，呻吟，喘满，阳厥极深，蓄热于内，传于阴毒。

黄连　黄柏　黄芩　山栀

姜煎。作利者，加半夏、厚朴、茯苓，名半夏黄连泻心汤。

**参苏饮**　治感冒，发热，头疼，咳嗽，声重，涕潼稠黏。此药大解积热，快膈。

人参　紫苏　茯苓　半夏　前胡　干葛　枳壳　甘草　陈皮　桔梗　木香

姜煎。

**十味芎苏散**　治四时伤寒，发热头疼。

川芎　紫苏　茯苓　桔梗　柴胡　半夏　枳壳　陈皮　干葛　甘草

姜、枣煎。

**温胆汤**　治伤寒一切病后，虚烦不得眠，兼治心胆虚怯。

半夏　茯苓　陈皮　枳实　甘草　竹茹

姜煎。

**竹叶石膏汤**　治伤寒已经汗下，表里俱虚，津液枯竭，心烦发热，气逆欲吐及诸虚烦热（方见暑门）。

**桃仁承气汤**　治伤寒蓄血，热结膀胱如狂，但小腹结血，下之愈。

桃仁　甘草　芒硝　大黄

**柴胡饮子**　治伤寒过经不解，发热烦躁，大便不通，亦治骨蒸。

柴胡　人参　黄芩　当归　芍药　甘草　大黄

姜煎。

**犀角地黄汤**　治伤寒当汗不汗，内蓄瘀血。大便黑，或衄血，脉微，发狂，身黄。

犀角<sub>如无，升麻代之</sub>　生地　牡丹皮　芍药

水煎服。

**调中花斑汤**　治伤寒发斑，或紫，或黑，斑烂瘾疹如锦纹。咳嗽，身热，呕吐清汁，多燥，乃死中求生之药也。

赤芍<sub>炒</sub>　浮麦<sub>炒</sub>　紫草<sub>各七分</sub>　黄连<sub>炒</sub>　甘草　石膏<sub>各三分</sub>　杏仁　前胡　升麻<sub>各八分</sub>　雄黄　川芎<sub>各五分</sub>

灯心、姜煎。

**六乙承气汤**　伤寒，热邪传里。大便结实，口燥咽干，怕热，谵语，揭衣狂妄，扬手掷足，斑黄阳厥，潮热自汗，胸腹满硬，绕脐疼痛等症。此方代大小承气、调胃承气、大柴胡、三乙承气、大陷胸等汤之神药也。秘之，莫与俗人言。

大黄　枳实　黄芩　厚朴　甘草　柴胡　芒硝　芍药

**人参清解散** 治感冒，发热头疼，鼻塞，流涕及温壮。

人参 防风 天麻 前胡 茯苓 桔梗 枳实 甘草 细辛 柴胡 川芎 薄荷

姜煎。

**红绵散** 治夹惊伤寒。

麻黄 全蝎 甘草 天麻 大黄 苏木 白附子

**茵陈汤** 治阳明里热，烦渴，停饮不散，以致湿热相抟，而身发黄疸，但头汗，身无汗，小便秘。

茵陈 大黄 山栀

合五苓散，名茵陈五苓散，以利小便为主。

**惺惺散** 治伤寒发热，鼻塞声重，头疼咳嗽，惊悸，时行疮痘。凡寒热，不问伤风、风热，先与此方数服，往往取效（方见前变蒸门）。

**银白散** 治伤寒壮热，体冷，脉大，解表发汗。夹惊者，皆可服。

上以煅熟寒水石半斤研细，入炒熟黄丹一钱半，研匀。如淡即添入些小，以粉红色为度。每服一钱，生姜汤调下。未能饮者，调稠，抹口中，以乳汁送下。

**甘露饮** 治伤寒壮热，头疼体痛及热多者，解表发汗，又治惊热。

寒水石 石膏 甘草各二两

上为末，滚汤下。

**安胃丸**即化滞丹。

**天麻防风丸**见后惊门。

**小珍珠丸** 治风壅痰实，利咽膈，除咳嗽，止烦热，清头目。

半夏<sub>汤泡七次</sub>　白矾枯　寒水石<sub>煅通红，出火毒</sub>

上等分为末，研匀，面糊丸如黄米、麻子、绿豆三等大。每服五七丸至十丸，姜汤下。量大小加减。

**人参羌活散**　治四时感冒，伤寒，发热，头疼及发痘疹惊风。

羌活　独活　柴胡　川芎　人参　甘草　前胡　茯苓　桔梗　天麻<sub>酒洗</sub>　枳实<sub>炒</sub>　地骨皮

姜、枣煎。

# 幼科辑粹大成卷之四

吴门安予冯其盛躬甫纂辑
弟　熙东冯　曙升甫校正
门人含晖皇甫斑润之同校

## 暑

　　暑者，热也，夏令炎火之气也。有冒，有伤，有中轻重之分。腹痛水泻者，胃与大肠受之；恶心呕吐者，胃口有痰饮。此二者，冒暑也，以黄连香薷饮、五苓散主之。盖黄连退热，香薷治暑，五苓利水也。或身热头痛，躁乱不宁，身如针刺者，此为伤暑，即热伤分肉也。以黄连解毒汤（见寒门）、白虎汤（见寒门）加柴胡，气虚加人参主之。或咳嗽，发寒热，盗汗不止，脉数者，热在肺经。急治则可，迟则不救。若卒中昏仆，角弓反张，不省人事，手足搐搦，此为暑风。不可以风治之，当以黄连香薷饮加羌活服之，自然愈矣。
　　夏月阳气尽出于地，人之腹属地，气于此时尽浮于表，腹中虚矣。夏月伏阴在内，此阴字不作阴冷，有虚之义。

前人治暑用大顺散等剂，盖以凉亭水阁之伤，不用温热，病何由安？非为伏阴而用也。若火令烁金，何阴冷之有？孙真人制生脉散，令人夏月服之，非虚而何？

按洁古云：静而得之为中暑，动而得之为中热。东垣谓：避暑于深堂大厦，得之曰中暑，大顺散主之。日中劳役得之，曰中热，白虎汤（见前寒门）主之。夫暑、热，一也。静居堂厦而病，乃夏月伤冷之病。何以中暑名，而求别于中热耶？王安道辨之明矣！惟其以中暑而用温热之药，所以世人率为伏阴在内，宜服温药，而为通世之谬，深可叹也！若谓夏月阴在内，宜服温热，则冬月阳在内，亦宜服寒冷乎？

王安道曰：大顺散本为冒暑伏热，引饮过多，脾胃受湿，呕吐、水谷不分，脏腑不调所立。故干姜、甘草皆经火炒。又，肉桂而非桂枝，盖温中药也，内有杏仁，不过取其能下气耳。若以此药治静而得之之症，吾恐不能解表反增内烦矣。

暑天老幼忽昏仆不醒，手足搐掣，或反张，状如惊风，或吐泻，身如火热，此伏暑感风邪，宜服枇杷叶散。若仓卒无药，以枇杷叶燎去毛，捣西瓜汁去渣，灌即醒。

小儿伏暑，只缘脾胃虚弱，腠理开疏，暑气乘虚而入故也。大抵暑月，小儿最要调理。脾胃安和，则风邪暑湿未易攻也。夫暑者，在天为热，在地为火，在人为心，是以暑气先入心，蒙蔽心窍，则搐搦不醒，此名暑风症也。古今暑风一症，书多不载，但诊其脉浮而虚者是也。盖浮为风，虚为暑，此症似惊非惊，若误以惊风治之，必不救。又有但伏暑，无伤风者，或有只吐而不泻，或有只泻而不吐，或有吐泻俱作者，若尚在婴提者，多由乳母冒暑，热乳乳儿及日中游戏受热，故成此疾。又有年长成童，在途中为暑风所中。急扶阴处，切不可便与冷水，并卧湿地。若吃冷水，即与暑气相抟，危在反掌。当掬路中热灰土作窝于脐中，令人尿其内，即苏。却灌以人尿，或搅地浆冷水，澄清，饮之。

**香薷饮**　治一切暑热暑风，不省人事，手足搐搦者兼和。

香薷　白扁豆　厚朴姜制

加黄连，名黄连香薷饮；加茯苓、甘草，名五物香薷饮；治暑风，加羌活。

**十味香薷饮**　治伏暑，身倦，神昏，吐利，头重。

香薷　人参　陈皮　白术　茯苓　黄芩　木瓜　厚朴　甘草　白扁豆

**五苓散**　治中暑，烦渴，身热，头疼，霍乱，吐泻，小便赤，心恍惚，此药专利小便。

泽泻　白术　赤茯　猪苓　肉桂

除桂名四苓散。

**清肺汤**即泻白散　治中暑，咳嗽发喘，烦热便难。

半夏　升麻　桑皮　杏仁　甘草　瓜蒌　桔梗　地骨皮

姜煎。

**柴胡汤**见寒门

**天水散**即益元散、六一散　治中暑身热，小便不利。燥湿分水道，实六腑，化食毒，行积滞，逐凝血，解烦渴，补脾胃，降妄行火之要药也。

滑石<sub>腻白者，用六两，水飞</sub>　甘草<sub>一两，另研</sub>

二味和匀，每服一二钱，水调之。

### 大顺散

甘草<sub>炒</sub>　干姜<sub>炒</sub>　杏仁<sub>炒</sub>　肉桂

水煎。

### 生脉散　生津止渴。

人参　麦冬　五味

水煎。

### 六和汤　见霍乱门，即清暑六和汤也。

### 玉露散　治暑渴。

寒水石　滑石　石膏　瓜蒌根<sub>各二两</sub>　甘草<sub>一两</sub>

上为末，每服五钱，新汲水调下。

### 清暑益气汤　治伤暑，困倦，胸满，气促，肢节痛，身热，便涩，大便溏，或痢，或渴，不思饮食，自汗，体虚。

黄芪　苍术　升麻　人参　白术　神曲　陈皮　泽泻　酒柏　麦冬　当归　葛根　五味　青皮　甘草<sub>炙</sub>

水煎。

### 桂苓甘露饮　治伏热引饮，过度腹膨，霍乱，泻泄。

官桂　人参　藿香<sub>各半两</sub>　茯苓　白术　甘草<sub>炙</sub>　葛根　泽泻　石膏　寒水石<sub>各一两</sub>　滑石<sub>二两</sub>　木香<sub>二钱半</sub>

上为细末，白汤调下，或水姜汤亦可。

### 竹叶石膏汤　治伏暑，内外热炽，烦躁大渴。

石膏　麦冬　人参　甘草<sub>炙</sub>　青竹<sub>十四叶</sub>　半夏<sub>泡七次</sub>

姜煎，加粳米一撮。

# 湿

　　湿之一病，岂惟大人中之？小儿亦然，缘小儿脾胃虚弱，腠理开疏，或为风雨所袭，或卧湿地。湿能伤脾，脾土一亏，诸证生焉。滞而为喘嗽，溃而为呕吐，渗而为泄泻，溢而为浮肿。郁脾中则发黄，流肾内则重着腰疼，入关节则一身痛，挟风则头目昏眩呕哕，兼寒则拘挛掣痛，风寒相合则为痹痛。治法在上宜微汗解，治以苦温，佐以甘辛，以汗为效，又不欲汗多，故不用麻黄、葛根等剂。湿在下宜利小便，此淡渗治湿也。又，在下宜升提。经云：治湿不利小便，非其治也。

　　湿有自外入者，有自内得者。阴雨湿地，皆从外入，治宜汗散，久则疏通渗泄之。二陈汤加酒芩、羌活、苍术，散风行湿最妙。然苍术治湿圣药，上下部都可用。

**除湿汤**

半夏　厚朴　苍术　藿香　陈皮　茯苓　白术　甘草

**五苓散**见暑门　加味用之。

# 吐呃[1]呕哕附

　　初生下，便吐者，此由拭口中秽血不尽，咽下，故令儿吐也，木瓜丸主之。

　　有气逆，胸膈满，作吐者。盖由儿啼哭未定，气尚逆，

---

[1]　呃：xiàn，不作呕而吐，亦泛指呕吐。

母遽以乳乳之，致停膈中，后又饮乳，前后相沓，气不宣通，故吐出也。宜调其气，吐自止。古书云：大哭之后食乳者多成吐泻，大喜后食乳后多成惊痫。

有冷吐者，盖由乳母冒寒取凉，或食冷饮寒，致冷气入乳，变坏乳汁，遂以乳儿。或儿能饮食者，冷物入胃则伤，致使气抟而成吐。其症面青唇白，宜温胃调气，则吐止。若停滞重者，宜消导，不可大下。恐脾胃愈虚，而生风也。

有热吐者，盖由乳母受热，或冒暑，或过食热物，热气入乳，变坏乳汁，因以乳儿。或儿能饮食者，过食热物，致热气入胃，与气相抟而吐也，其吐则成片子。如久有积热者，必四肢生疮，多渴，面黄，宜消导下之。凡坏乳，不论冷热，当捻去。不然，非只令儿吐，亦能令利也。

有伤风吐者，此因解脱失宜，风冷袭之，抟于血气，气不得顺，故逆而作吐。其症身热，鼻青，哈欠顿闷，口中气热，夜间发躁。治宜调气，发散风邪。

有惊吐者，盖由心热则生惊，故睡卧不安而神不宁。以致气血散乱而吐，宜镇惊去热，则吐自止。

有伤食吐者，盖由饮食伤脾胃，胃气不和，故吐则酸臭。或面青白发热，四肢逆厥。此病不可便投止吐之药，当先取积，消导宽利胸膈，次用调和脾胃止吐。若吐多，体软虚极生风，传为慢脾者有之。

有伤寒吐者，伤寒传入于里，里气上逆。半表半里之症多吐，亦有暑热乘虚入胃，胃得热，则气逆呕。

有气乳吐者，盖由乳母忧郁忿怒之气入乳，因以乳儿。乳随气上行，不能克化，故吐，子母宜同服沉香降气汤。

有吐痰与血者，此肺热也，久则肺虚成痿而咯血。宜先下痰涎，而后补脾肺，方为顺治。

凡吐逆，痰涎色黄稠黏者，胃热也，宜微利之；若吐白绿水或沫者，胃虚冷也，宜温补之。

有吐虫者（见虫门）。

有霍乱吐者（见霍乱门）。

又有暑天游戏，伏暑热毒，多成热吐。头额温，五心热，小便赤少，亦中暑之病。香薷饮、天水散，皆清暑之剂（见中暑门）。

凡热吐，先去风痰；冷虚吐，并与生胃气；痰吐，下痰，次与正气；食吐，消食塌气丸。吐泻不止，脾胃风生，眼开风惊，眼合慢惊慢脾。

大抵男以泻、女以吐为急。若气虚、暴泻、暴吐，皆足以成惊风候。惟疳泻不成风候，久则患无辜症，终为虚之。

小儿呃、吐、呕、逆、哕有五。呃者，乳哺过多，口角流出，满则溢也。逆者，气贵下行，不贵上升，上升则为逆也。吐为顿出，有物无声。呕为渐出，有物有声。又为哕者，即干呕也，有声有物，此是胃绝，最为恶候。

夫人以胃气为主。若胃虚之人，或为寒所侵，或为热所干，皆能令呕吐。又以胃热火邪上冲而属火者，又有瘀血停口而作吐者，治法当以脉证辨之。寒则沉紧，四肢厥冷，饮食不下，当温暖之；热则弦数，烦躁而渴，当清凉之；火逆者，泻其火；积血者，化其血，皆治要也。

### 木瓜丸

麝香　腻粉　木瓜末　木香末　槟榔末各一字

蜜丸粟米大，每服三丸，甘草水下。

治吐，以半夏、生姜、陈皮为主。胃中有热，膈上有痰，二陈加炒山栀、芩、连、生姜。

夏月吐不止，五苓散加姜汁。

吐虫而呕，用黑铅炒成灰，槟榔末，米饮调服。

**胃苓汤** 治胃中虚损及有痰而吐者。平胃散同五苓散，名胃苓散。加姜、枣煎服。

仲景曰：呕多，虽有阳明症，慎不可下，逆之故也。孙思邈曰：生姜乃呕家圣药也。气逆者以辛散之，故以生姜为主治。

凡病呕，胃气弱不能纳谷者，生姜、人参、黄芪、白术、香附。

肝火出胃，逆上呕吐，抑青丸。用黄连，姜汁炒，研为末，粥丸。

**加减小柴胡汤** 治热呕吐。

人参　黄芪　柴胡　半夏　茯苓　黄连　桔梗　山栀　干姜　陈皮　甘草

水姜煎，加姜汁服。

**茱萸理中汤** 治寒呕吐。

人参　白术　干姜　甘草上四味，理中汤　茱萸　陈皮　半夏　茯苓　砂仁　藿香　桔梗

**不换金正气散** 治感风寒，发热，呕吐。

藿香　半夏　甘草　厚朴　苍术　陈皮

姜煎。

**益胃散** 治呕吐。

丁香　甘草　陈皮　白豆蔻　砂仁　木香　藿香

用姜、枣煎。

**调中正胃散** 治冷热呕吐，饮食不进，虚弱，将成慢

惊者。

　　藿香　白术　人参　茯苓　甘草　陈皮　山药　扁豆　干姜　半夏曲

　　姜、枣煎。

### 沉香降气汤

　　香附　沉香　甘草　砂仁　苏子

　　一方加人参、茯苓。

　　**藿香安胃散**　治呕吐不止，即前不换金正气散。

　　助胃膏　治呕吐不食胃寒者。

　　木香　人参　白术　茯苓　陈皮　桃仁　肉蔻　草果　白蔻　丁香<sub>不见火</sub>

　　蜜丸，姜汤下。

# 泻

　　胃为水谷之海，脾扇而消化之。其精华流布以养五脏，其糟粕传送以归大肠。何泻之有？惟内为饮食所伤，外感风、寒、暑、湿，遂成泄泻，分别有轻重，有溏，有泄，有滑，有利，有洞，五者不同。溏者，糟粕不聚，由其尚浓似泻非泻；泄者，无时不作，或不知出；利者，直射溅溜，气从中脘；滑者，水谷直过肠胃不化；洞者，顿然下之，如桶溃散，余更不留。然有冷热二症：热者多是暑天中暑霍乱一症，余俱多是虚寒，泻三五次即困乏，急当与温其胃，不然必传慢惊，又不可以热药顿止，恐作痢无疑矣。

　　冷泻者，盖由小儿肠胃虚弱，或解脱风冷乘之，或因饮食寒冷所干，冷气相抟，故泻下青白色，面晄白。若手足厥，是为逆症，急与参、术、附子等药温其胃，调其气，斯无传慢惊之患。

热泻者，盖由小儿肠胃本挟虚热，又为风热所乘，或食热毒物药致使热气相抟，故泻下赤黄色粪，射远焦热气臭，宜先用五苓散（见暑门）分其水谷，杀其热势，然后平调胃气。

冷热泻者，由小儿脾胃或先因有冷而后伤热，或先有热而后伤冷，致使肠胃冷热相搏，故泻下乍赤乍白，或涩或溏，宜与调其冷热。

冷热二泻，或俱有积，如不能先去其积，而徒以冷热药攻之，则泻终不能止。

伤风泻者，恶风自汗，腰脊引痛，鼻塞清涕。脾脏实，先解风热，后实脾。脾虚者，先实脾，后发散。发散用参苏饮（见寒门）等药；实脾，用实脾散、醒脾散（并见惊门）等药。

伤寒泻者，面惨恶寒，筋节拘急，泻止而复泻，乃脾间有风，不能发泄，用宣风去脾间风，然后止泻。

中湿泻者，腹不痛，肢肿，气喘，宜用渗湿健脾之剂。四苓散加苍术治之。五苓散（见暑门）去桂名四苓。

暑泻者见暑门。胃苓汤丸（见后时泻门）主之。

伤食泻者，多由食物过度，致伤脾胃。身热，呕恶，泻下臭秽，腹痛甚而泻，泻后痛减者是也，宜消导疏涤之。

泻青者，此惊也。小儿粪黄是脾土本色，今青者，肝属木，其色青，来刑脾土。所胜之功，故见本质。又肝主风，生惊，故以惊论。若不早治，则变为脾风。然所谓粪青者，泻下便是青色也。初下时黄，良久乃青者，乃是脏之微寒，不以惊论。宜治脾胃，发散风冷。又，泻药物直过，尤为虚滑，然热极传送失常，亦类虚滑，但色有青赤不同耳。

疳泻者，暴泻赤白，腹大，上有青筋，见发稀竖饶啼，或爱吃泥土，或吐蛔虫（治具疳门）。

洞泻，大渴不止，身热多困，扬睛溏泄，囟陷不动，俱死候。有完谷不化，为水泻者，宜用苍术、厚朴、神曲、茯苓、猪苓、泽泻、甘草。冬加姜、桂，夏月水泻，桂苓甘露饮（见暑门）。

世俗类用涩药治泻，若久而虚者或可，若初得者，必变他病，为祸亦不小。殊不知多困于湿，惟分利小水为上策。

巢氏《病源·小儿利兼渴候》：此是水谷利，津液枯竭，脏腑虚燥，则引饮。若小便利者，利断渴则止。若小便涩，水不行于小肠，渗入肠胃，渴亦不止，利亦不断。如此必身浮肿，脾气弱，不能克水故也，亦必眼生瘴。盖上焦本热，今又利下焦，虚上焦，热益盛。热气熏肝，故眼病也。

**清六丸** 治泻。

六一散即天水散，见暑门，用七两　红曲五钱

并为末，蒸饼为丸。

**温六丸** 治泻及呕吐。

六一散加干姜或生姜汁，蒸饼丸。

**参苓白术散** 治泻。

白术　人参　白扁豆　甘草　山药　茯苓　莲肉　砂仁　薏苡仁　桔梗

加姜、枣煎。

**健脾丸** 治泻。

干山药 厚朴姜汁拌炒 白术炒 麦芽炒 神曲炒 山楂肉 莲肉去心炒 茯苓 陈皮各二两 甘草炙 人参各一两 苍术米泔浸，炒，五两

上为末，米糊丸，豌豆大，大人小儿皆可服。米饮下，多寡酌量。

**香橘饼子** 治伤食泄泻，奶瓣不化。

神曲炒 麦芽炒 陈皮去白，各一两 木香 厚朴姜制 诃子 肉蔻各五钱 青皮去白，七钱

上为末，蜜丸如芡实大。捏作饼子，每服一饼，米饮下。一方无蔻、诃。

**益黄散**即补脾散 治脾胃虚寒，泄泻或吐逆。

青皮 诃子 陈皮 丁香 甘草炙

**四君子汤** 治脾胃虚弱，泄泻。

人参 白术 茯苓 甘草

姜、枣煎。

**木香长生饼** 治伤食泄泻，肚胀，下痢。

木香 诃子去核，各二钱半 青皮 神曲炒 麦芽炒 甘草 扁豆炒，各五钱 陈皮 丁香 砂仁 甘松各二钱 山药 白术炒，各一两 厚朴姜制，三钱半 藿香 肉蔻煨，各三钱

右为末，蜜丸鸡豆大。捏作饼子，米汤下，夏月香薷汤下。

**豆蔻理中丸** 治泄泻肠鸣腹痛。

茯苓 干姜炮 肉寇煨 芍药炒，各一两 人参二两 白术三两 甘草炙，七钱

中医药古籍珍善本

上为末，糊丸粟米大或蜜丸圆眼大，大人亦可服米汤下。

**香砂胃苓汤** 治脾胃不和湿热作泻小便不通。

木香 砂仁 苍术 厚朴 陈皮 猪苓 泽泻 白术 茯苓 官桂 甘草

姜煎。

**和中丸** 治伤食发热腹痛泄泻，一切疳积虫症。

神曲炒 黄连姜汁,炒 肉果面果,煨 史均微焙 白术炒 茯苓 陈皮炒 苍术米泔浸,炒 厚朴姜制,炒 滑石洗净,炒 香附炒 蓬术炒 槟榔 藿香夏月方加 黄芩炒 芍药炒 猪苓 葛根 枳实炒 青皮炒 泽泻炒 砂仁炒 木香 前胡 柴胡以上各一两 乌药八钱 山查肉二两 麦芽炒,一两半

上末蜜丸如弹子大每服一丸空心米汤或姜汤下吐泻。

钱乙论小儿初生三日内，吐泻壮热不思饮食，大便乳食不消或白色是伤乳当利之，后和胃利用白玉饼和胃用益黄散（见前泻门主之）。

钱乙论吐泻病，多见春、夏、秋三时，惟冬时绝少。盖吐泻皆因脾胃虚，冷热所致。若冬时阳气在内，多食温暖，少饮水浆故也。设有患此者，必因伤于乳食。若春时病吐泻者，多因于风，夏多因于暑，秋多因于凉。治之者，当参时候，审其温凉寒热，如此则无误矣。

钱乙论伤风吐泻，身温，哈欠顿闷，口中气粗而热，大便黄白色，呕吐，乳食不消，时咳嗽。宜散风，补脾，发散，大青膏、补脾益黄散（见前泻门）。又云：吐泻，昏睡露睛者，胃虚热也；不露睛者，胃实热也。身凉冷，吐沫，泻青白色，哈欠顿闷，不渴，哽气，长出气，睡露睛，

此伤风荏苒轻怯，因成吐泻。当先补脾，用益黄散（见前泻门）；后发散其风，用大青膏，此二病见于春冬多。

钱乙论有伤风寒而吐泻者，欲止吐泻，不特温脾。须以发散之剂，散脾间风寒，则吐泻自止矣。

钱乙论伤食吐泻，乳食不化，吐与泻皆酸臭气。凡吐乳，泻色黄者，伤热乳食也；吐乳，泻青白色者，伤冷乳食也。并宜微下，下后和胃气，虚者以缓化滞药，渐磨化之。

昔钱乙论虚实吐泻下药，冯承务子五岁，吐泻，壮热，不思食。乙见儿目中黑睛少，白睛多，面色㿠白。乃曰："此子必多病。"面色㿠白，神怯也；黑睛少，肾虚也；本怯而虚，故多病也。纵长成，必肌肤不壮，不耐寒暑，易虚易实，脾胃亦怯，更不可纵酒色。若不保养，不过壮年，面上常无精神光泽，如妇人之失血也。今吐泻不食，壮热者，伤食也，不可下。下之，虚入肺则嗽，入心则惊，入脾则困倦，入肾则益虚。但当以药磨化之，为微有伤食也。如伤食重，则可下，不下则成癖，下毕补脾必愈。随其虚实，无不效者。

钱乙云：凡小儿吐泻，当温补之。余每用理中丸（见前诸啼门）以温其中，以五苓散（见前暑门）导其逆，逆者，吐也。五苓散治吐最妙，连与数服，兼用异功散等温药调理之，往往便愈。若已虚损，当速生其胃气，宜与附子理中丸，并研金液丹末，煎生姜，米饮调灌之。惟多服乃效，候胃气已生，手足渐暖，阴退阳回。然犹瘛疭，即减金液丹一二分，增青州白丸子一二分，同研，如上服。以意详之，渐减金液丹加白丸子，兼用异功散之类调理，至安，仍频与粥，往往死中得生，十救八九（青州白丸子，见前风门）。

霍乱吐泻（见霍乱门）有伏暑吐泻证。虽与霍乱稍同而轻，故但只名伏暑吐泻，不为霍乱也。

吐泻不拘日时，能令脾胃虚弱，多致生风而为慢惊脾风。盖以脾土衰，则肝水来刑故尔。先当补脾胃，不令困弱，则风不生而病易愈。

吐泻烦渴者，皆津液内竭也。不拘新久，宜煎钱氏白术散，任意与服，愈多愈好。不尔，则津液内耗，引饮不止，内生其热，外邪相干，症变多端，渐至危殆。

一症吐泻，或利小便过多，忽脾虚不食，用益黄散效。经数日，忽不语，或以失音汤无效，仲阳用钱氏地黄丸补肾而能言。盖由在前，利小便太过，使脾肾皆虚，虽补脾而肾尚虚耳。

小儿吐乳痰，泻黄沫，唇深红，额汗时出；若阴囊吊缩，牙龈黑色，若女子阴肿，不可用药，两日必发喘，死；如无此色，用和中丸、胃苓丸愈（和中丸，见前泻门①）。

上吐清汁，下泻完谷，面白，腹痛，手麻，脚转筋，大叫哭，食乳即返。此病因湿痰流往四肢，致手麻脚转筋而大叫哭，急投健脾除湿化痰汤药则愈。若唇口干燥，司空黄色，不可用药。

吐泻，频目上窜，面青白，四肢冷，头重目眩，急用加减白术散。若手握拳，唇不盖齿，即生惊风，不可用药。

**金液丹** 治小儿吐泻，虚极尤妙，气将绝者，服之尤得活。不惟小儿吐泻虚极，欲成慢惊者当服，又治大人阳

---

① 前泻门未见，待考。

虚阴盛症，伤寒脉微欲绝者。

硫黄十两，用淡黄通明者，飞，拣去砂石

上研为细末，用有盖砂罐子一个，取水中田草或益母草，捣土泥，更入纸筋同捣固，济罐子干盛硫黄末在内，可不满。两指于地画十字，放罐子在中心，使底下通透四面，用炭五斤，炭火簇，不盖罐顶，时时揭觑，候化为汁，速去炭火。用湿土埋一夜，次日取出，于背阴地处掘坑，约一二尺。将罐去顶，倒埋一宿，次日取出，和罐子入汤，煮五十沸，漉出取药。以柳木槌乳钵内，研如粉细。凡慢惊者，每服二钱，生姜米饮下。慢脾风者，每服二钱，入青州白丸子五粒，生姜米饮，入熟蜜少许调下，白丸子亦研末同服。

### 大青膏

白附子　天麻　蝎尾　朱砂　天竺　青黛　麝香　乌蛇梢肉酒浸，焙干　大青叶各二钱半

上为末，炼蜜丸芡实大。或和膏，薄荷汤下。

**白术散**即钱氏白术散　治吐泻烦渴，津液少。参、术、甘草甘温，补胃和中；木香、藿香辛温芳香，可以助脾；茯苓甘平，分阴阳，导水湿；干葛甘温，倍于众药，其气轻浮，鼓胃气上行津液又解肌热，此治脾虚泄泻渴烦之胜药也。

白术　干葛　人参　木香　藿香　茯苓　甘草

**异功散**　治吐泻虚冷。先与数服，以正其气，此药能温中和气进食。

人参　白术　茯苓　陈皮　甘草

姜、枣煎。

一方有扁豆、干山药。

**香砂养胃汤** 治饮食不进，胸膈停职，饱闷呕吐或泻。

香附 藿香 苍术 白术 砂仁 人参 陈皮 半夏 草果 甘草 茯苓 厚朴

姜煎。

**胃苓丸** 治暑天吐泻，至九十月不用。

白术 茯苓 猪苓 泽泻 香薷 扁豆 砂仁 滑石以上各四两 黄芩 苍术 芍药 藿香 厚朴各三两 肉蔻面裹煨五两 柴胡二两 干葛二两半 甘草两半 陈皮二两半

上为末，炼蜜丸如弹子大，每服一丸，空心米汤下。

# 霍 乱

霍乱者，挥霍乱撩也。其症心腹卒痛，呕吐下利，发热憎寒，头痛眩晕。病在上焦，则心痛而吐；病在下焦，则腹痛而泻；病在中焦，则心腹俱痛，吐泻并作。偏阳多热，偏阴多寒，甚则转筋颓顿，手足厥逆，危在反掌。盖足阳明胃经以养宗筋，暴吐暴下，津液骤亡，宗筋失其所养，故挛急，甚则舌卷囊缩，如风中之烛。然何以致此？内有所伤，外有所感，于是邪正相干，阴阳乖留于中脘，不能升降，吐利暴作。所谓脾受贼邪，木来胜土者此也。然霍乱有吐有利，吐利尽，阴阳顺而死者少。干霍乱，不得吐泻，阴阳闭而死者多矣。仓卒之间，药饵未具，急须以盐水灌之，令其大吐或泻，庶可复生。若与粥饮，或姜椒等汤，则立见危殆。然浮脉洪者，易治；若微迟加以气少、不语昏沉者，难治。

治法宜以霍香正气散（见前寒门）加生姜为上，不惟可以温散风邪，抑亦可以调理吐泻。橘皮、半夏、生姜之类，可以开散中脘滞结。香薷、五苓等药，可以解散暑气。

掘地窆①，以新汲水投入，搅取澄清，饮之为妙。必待吐泻后一二时，饥甚方可与稀粥。

有宜吐者，虽已自吐利，还须吐以提其气，用二陈汤探吐。转筋，男子以手挽其阴，女子以手牵其乳近两旁，此《千金》妙方也。

干霍乱，俗谓之绞肠痧。死在须臾，急刺委中，并十指出血，为妙方也。

霍乱亦有挟寒，手足厥逆、腹中绞痛者，宜以四逆、理中二汤（见前寒门）之类温之。亦不可遽用峻补兜涩之剂，恐补住寒邪，邪得补而愈甚也。

**加味理中汤**　治湿霍乱。

人参　白术　甘草　干姜　藿香　陈皮　茯苓　草果　半夏

姜煎。

**加味藿香正气散**　治干霍乱。

苍术　半夏　厚朴　陈皮　甘草　草果　枳实　山楂　神曲　槟榔　木香　砂仁　茯苓

**藿香正气散**　治霍乱（方见前寒门）。

砂仁　半夏　杏仁　人参　甘草　赤茯　藿香　木瓜　扁豆　厚朴　香薷

**藿薷汤**　治前症。

---

① 窆：音 bian，此指地穴之义。

藿香　香薷　苍术　木瓜　陈皮　厚朴　半夏　草果　扁豆　猪苓　黄连　泽泻

**通脉四逆汤**　治霍乱寒多，身冷脉绝。

附子　桂心　当归　甘草　芍药　木通　细辛　吴茱萸

酒半钟，姜七片，枣二枚。

**薷苓汤**　治霍乱。

香薷　扁豆　厚朴　甘草　猪苓　白术　茯苓　泽泻　藿香　桂少

一方有紫苏、半夏、桔梗、腹皮、白芷。

# 幼科辑粹大成卷之五

吴门安予冯其盛躬甫纂辑
弟　熙东冯　曙升甫校正
门人少虚王廷赞公襄同校

## 惊

胎惊者，儿在胎中八九个月，动静喘息，莫不随母。母惊动于外，儿胎感于内。至生下百日之前，又犯外感，触引动其疾，则身热吐呃，心悸躁啼，目反身强，搐搦口撮，肋缩眼闭，或泻青黄水，此名惊痫。是内脏感受，发为真搐，难治。发不过两三次，必死。

辨惊、风原是二症。惊自惊，急慢，慢脾也。风自风，五脏中风也。世言热极生风，而不知风、寒、暑、湿亦能生风。

急慢惊风，古无所云，只晓是痫，后世因而名之耳。以阳动而速，故阳痫而搐曰急惊；阴静而缓，故阴痫而搐曰慢惊，此阴阳惊痫发搐之别也。阳搐者，身大热，面赤，引饮，口中气热，二便黄赤，眼上视连劄，手足搐急，牙关紧噤，项背强直，涎潮响。此因小儿本多实热，热则生风。虽无外触亦易发搐，而况又因外感触动，内热心血虚耗，尤易生风。风属肝，心属火，心肝子母，风火相扇，火炽风动，一肾水不足以制之，发为搐搦。利用凉泻，少兼助脾之药。阴搐者，或因吐泻，久病之后，或过服寒凉之剂，以致脾胃渐虚，身温，面㿠白，手足似搐不搐，时时瘛疭，眼半开闭，精神昏慢，唇口白，脉沉细。此病亦多有因急惊，进退不定，荏苒经时而成。夫小儿胃本怯弱，虽不因吐泻，取转直发阴搐者，亦有之。而况又外感风冷，内过凉剂，脾胃益虚，脾虚风入，驯致慢脾，尤为危殆。利用温补，更兼去风之药。

急惊用凉泻，慢惊用温补，此定法也。然亦有急惊未除，或虽除而未全瘥，因过用凉惊之药，荏苒经日变为慢惊者，多有之。有慢惊，温补太过以致体热，涎盛，面红，目赤，二便俱不通，发为搐搦，变为急惊者，有之。二证互变，皆由小儿易虚易实也。

四证八候：四证者，惊、风、痰、热是也；八候者，搐、搦、掣、颤、反、引、窜、视是也。两手伸缩曰搐，十指开合曰搦，势如扑曰掣，头偏侧曰颤，身仰后曰反，臂如开弓曰引，目直似怒曰窜，露睛不活曰视。四证已备，八候生焉。若无四证，安有八候？

惊、风、痰、热四证如何用药？小儿有热盛生痰，痰盛生惊，惊盛生风，风盛发搐，又盛牙关紧，又盛反张上窜。风热极闭经络，故作搐，涎壅。盖由诸关不利，其脉凝滞故也。其间有热退而愈者，有治惊而愈者，有截风而愈者，有化痰而愈者，各因症用药，不可不究其原。凡病在热，不可妄治痰，热不退，风亦不消，痰如何去？病在惊，不可妄治风，痰不化，热亦不止，风如何退？病在痰，不可便治惊；病在风，不可便治搐，此类可推也。盖小儿病在惊，惊痰由热而得，只退热化痰，其惊自止。病在风，风由惊作，只可利惊化痰，其风自散。病在痰，急须退热，痰自化。若有搐，须用截风散，惊搐自止，此是至妙之道。

四证相须，不可留一。若理得惊风定，随便下了痰热，则惊风不复作，此理为至妙也。

钱乙论：初有痰热，未传惊风，先宜解利之剂，如香苏散解肌加葛根，惺惺散，参苏饮除木香、人参加川芎、姜、枣煎。

半阴半阳症：身热，脉浮，精神恍惚，或吐泻，不思乳食，发搐，即是半阴半阳合病。身凉，脉沉，精神怠倦，不吐泻，又能乳食。发搐者，亦是半阴半阳合病，正如伤寒半表半里之义也。

惊风者是总名。析言之，有急惊、慢惊，又有慢脾惊。急惊风难医，慢惊又难，慢脾惊尤难也。大抵惊起于心，而五脏亦有焉。惊入肝，眼上窜，筋脉急，面青，哈欠摇头。惊入心，面赤啼叫，神恍惚。惊入脾，面黄，不食，多睡，呕吐，流涎。惊入肺，面白，咳嗽，喘急，喉痰如锯。惊入肾，面黑，咬牙，啮乳，露睛。此五脏惊也。又有痘疹发搐，身热发惊，但耳尖、手足梢冷，尻冷之异耳。又有盛夏先伏暑而后伤风，至身壮热搐搦，此名暑风症。此二症切不可作急惊症治。

钱乙论急惊风，脉红者，风热轻。赤者，风热重。紫者，惊热。青者，惊积。青赤相半，惊积风热俱有。慢惊风，脉表而淡紫，伸缩来去。慢脾风，脉紫丝、青丝或黑丝，隐隐相杂，似出不出。

惊搐必有先兆可验。如目鲜目眨，或白或青，或斜或斗，或转或瞪，摇头弄舌，声变，噎乳，定睛，吐涎沫，擦面，精神恍惚，睡觉不宁，脸色或红或青之类，皆是欲发惊搐之兆。必预药之，方免后患。

惊风方搐，不可惊扰，但扶持，不得擒捉。盖风气方盛，恐拘持流入筋脉，多致手足拘挛。

凡小儿惊搐，如无虚症，不得妄用温补。虽热盛，亦不得便用脑、麝、银、粉、巴霜大寒之剂下之，恐伤真元之气，遂成慢候。盖药性温，则固养元阳；药性冷，则败伤真气。宜用温凉和平之剂，斯无过与不及矣。

惊风暴烈，惟蜈蚣能截能擒。贵乎药病相当，认病的方，可用一字、半字而止。恐是伤风等症，假搐不可妄投，中毒非浅，倘或误焉，急以桑白皮、蚯蚓为解。

钱乙论发搐，乃心肝二脏为病，肝风心火相煽发搐。然人有病，饮食减，脾胃弱，肝必凌之，引动肝风。肝又主掣，若不得心火则不能发搐。又人有病，则气血错乱，心神不宁，引动心火。心又主惊，若不得肝风亦不得发搐，须心肝二脏子母兼病则发搐。其状如风之飘荡，火之烟焰，其势相助也，故心肝二脏为惊风之源。余脏虽不正主，亦有相乘兼见之症，及所发亦有其时。如发搐在寅卯辰时者，此肝用事之时也。壮热，目窜，口生热涎，项颈强急，治当以地黄丸（见前五气病门）补肾，泻青丸泻肝，是补其母泻其子也。在巳午未时者，此心用事之时也。心惕，目窜，睛白赤色，牙关紧，口涎盛，治当以导赤散泻心。心热退，则肝母亦不能旺，是谓子能令母虚也。在申酉戌时者，此肺用事之时也。目微斜视，不甚搐而喘，身似热，睡露睛，手足冷，大便淡黄水。治当以益黄散（见前泻门）补脾，泻青丸泻肝，导赤散泻心。心肝泻则搐止，脾胃补则手足冷、大便黄水等症俱止。在亥子丑时者，此肾用事之时也。不甚搐，卧不稳，身温壮，目睛紧斜，喉痰，大便银褐色，乳食不消，多睡不省。治当以益黄散（见前泻门）补脾，以导泻散泻心。夫心肝二脏为病之源，今独泻心而不泻肝者，盖发在肾用事之时，是肾虚心热甚也，故但泻心，心热退则肝亦平矣，若更泻肝则肾转虚矣。其大便银褐色，乳食不消，皆脾衰症，故补脾也。以上四脏分主十二时，脾脏为兼见之症。此潮热发搐，治则惟泻心肝者，盖二脏俱实，为病之源故也。其肺脏有虚实之症，见虚则补，见实则泻。况发搐是心火旺所作，而肺金实症亦罕，惟偏搐者有之。至肾脏俱主虚而无实，见其虚则补之。《内经》云：虚则补其母，实则泻其子。先补其母后泻其子，子能令母虚，母能令子实。此钱乙论发搐原由，为治次第，可为得圣人之经旨深意，出群超类者也。今更以钱论三症参之，一论发搐顺逆，二论发搐阴阳，三论发搐真假。及各于逐项之下，以钱治法为准。后学将以此治病，无以外也。

发搐顺逆者，男发左搐，或手大指屈外，目左视，无声者，顺也；反是则逆。女发右搐，或手大指屈内，目右视，无声者，顺也；反是则逆。顺者，能胜也，左肝为木，右肺为金，一胜一负，故无声也；逆者，战也，二脏俱实，木金相击，故有声也。顺者易治，逆者难。男逆稍易，女逆极难。更当参其发时，以补泻为治。假如女发搐目，左视，是肺来胜肝，肝不能任，故叫哭，当泻其肺，后治心，续治肝。若病在秋，日西时同，肺当旺位，宜大泻肺。若病在春（早晨时同），此肝旺之时，尚不能胜肺，是肺强而肝大弱也，当补其肝肾，大泻其肺。若男发搐目右视，是肝来胜肺，而叫哭，当泻其肝心。若病在春（早晨日中时同），肝心旺时，当大泻其肝。若病在秋（日晡时同），此肺旺之时，尚不能胜肝，是肝强而肺极虚也，当补其肺，大泻其肝。所发言目反视者，乃肝主目也。凡搐则是风热相抟于内，风属肝，故引见于目也。

发搐阴阳已见在前。

发搐真假。真者，因母受惊，胎儿在胎感之。生下百日以来，因有所犯，引动其疾，连发不过三两次即死。假者，儿生以后，肌肉嫩怯，血气软弱，被外风伤之入客于内，每遇则儿不能任，故发搐搦。欲知假者，口中气出，热是也，治之当发散。凡伤风、伤寒、伤食、痘疹、变蒸等候，发搐皆谓之假。真者，由于内生惊痫，虽稀发，亦难治。假者，本于外感风冷，虽频发，亦不为重。

握拳，男右女左固逆，然又有叉指图（见前风门）者，恶候也。握拳皆因胸中有毒涎壅滞，更加手心汗如水者，必死。惊热出于心肺，须从小便利之。

急惊先当定搐。搐由风也，风由热也，搐既已，方可下热，退惊。惊热不退，暂因搐止，便以为安，未几复发，是谓过街之症。

惊风搐搦，关窍不利，皆由痰塞中脘，留滞百节，所以致。痰之潮塞者，气实使之，故风痰当用顺气药，气顺则痰下，痰下则关窍自通，搐自止矣。凡口眼㖞斜，言语不正，不出者，皆由此疗。

夏间伏暑毒，名曰暑风，与慢惊相似，但不搐，眼闭，昏睡，身热，头疼。切不可投惊药，先与解暑，暑去则苏矣。

惊风不治症。瓜甲黑是肝绝，泻黑血是心绝，吐止又吐是胃绝，久泻住又泻是脾绝，两目不开不合，忽作鸦声是肺绝，口吐白沫是肾绝。

惊风痰热，各有本症，一者受病，四者并聚。或因惊而有风，生痰作热；或有热而作惊，成风生痰；或积痰而发热，热盛生惊变风；或久有风候，痰涎常有，因惊而发热。善医者，各因其病之原而先治之，余次第理之。总归于截惊、驱风、退热、化痰。古人处方，四症相须并治，盖有以也。

小儿只有痰热，未有惊风者，止可退热化痰，不宜妄投惊风药，何也？惊风药多寒凉，经络本无病，而攻击之，反使痰热透入，却成风痫症。

小儿恍恍惚惚，顾左复右，觑上及下，怕物畏人，不若尝日嬉戏者，急当治之。如有热先退热，热退则不生痰；有惊先散惊，惊散则不作风。惊风病，未尝见因灸而治。每见儿生三五日，便以艾烧之，不惟失穴，因痛增悸，经络未生，如何愈病？

急惊风，恶叫三两声者，是心绝，难治。

急惊风，四肢俱软者，不治。

惊风，手寻衣者，不治。

惊风症已住，儿拈物不舍，情性缓缓于中，非谓十全，必有再发之理。如再发，不治。

急惊风，鼻中出血者，其热将散，故易治。口中出血者，是血妄行，故难治。

惊风，大小便秘者，易治；尿屎遗者，难治。

慢惊，若从急惊传来，尚有阳症，只可截风调胃，均平阴阳，不可全用阳药，使阳归阳，复作急惊之候。

急惊以关格不通，略施脑麝开通，定其搐搦，尚可。慢惊，阴重阳亏，诸经已虚，不宜通关。又，凉其脏，易作慢脾风。慢惊，眼半开半合，似睡不睡，脉或浮或沉，身或热或凉，其症尚是半阴半阳合病。若慢脾风，全是脾家虚极，欲逐风，无风可逐，欲疗惊，无惊可疗。但脾家痰涎虚热往来，其眼合不开，其脉沉细不浮，手足厥冷，昏沉不醒，所谓慢风难疗也，慢脾风是也。然此症亦有不由慢惊传得者，又当识之。然言脾而不言胃，何也？盖胃为脏属阳，非若脾胃脏属阴，难治也。是以古人皆理其脏，未言治脏也。又，肾一脏，常主虚，不可攻治。盖肾脏有患，但清心肺，缘心与肾既济也，肺与肾子母也。

慢惊，因久吐而胃气先虚。胃与肺，母子也。母虚子亦虚，二经虚则生枯痰。枯痰者，肺胃所出也。凝滞咽喉，作拽锯声，时复瘛疭，眼偏喜开。胃虚生风，能开也。

慢脾，因久泻而脾气先虚。脾与肺，母子也。母虚子亦虚。二经俱虚，则生顽涎。顽涎者，肺胃所流溢，咽喉作水鸡声，时复瘛疭，眼偏喜闭。惊气入脾，能闭也。

变蒸亦有微惊。所以然者，由热气所为，是长血脉不为大惊，不可过用惊药。

小儿虽气实，亦当调胃气，方下惊药，慎勿过冷也。

急惊传慢惊，一向用冷药太甚，退毒气，伤脾胃，致令口生疮。若赤者，犹可治。若白疮满口，如珠子者，目直视，睛定，面黑无光，必死。

肝主怒，小儿既触惊，便有面青等症。一次惊看太阳，青见者是也，男左女右。二次惊，山根上青见。三次惊，眼下睑连金匮有青色。

古人皆云阴阳痫，今人乃云急慢惊。阳痫属腑，于治痫方中去温药；阴痫属脏，于治痫方中用温药。温凉等药皆于治痫方中增损之，则无失。

凡惊候，医便以乌蛇、蜈蚣等药，是治标而不治本也。故钱用泻青丸主肝风，导赤散泻心火，此医用之上药也。

急慢惊阴阳异症，切宜辨之。急惊用凉泻，慢惊用温补，俗多不分别，误儿多矣。

又有小儿伤于风冷，病吐泻，医谓脾虚以温补之，不已，复以凉药治之，又不已，谓之本伤风，医乱攻之。因脾气即虚，内不能散，外不能解，至十余日，其症多露睛身温。风在脾胃，故大便不聚而为泻。当去脾间风，风退则利止，宜宣风散主之。后用使君子丸（见后虫门）补其胃。亦有吐利久不瘥者，脾虚生风而成慢惊。

钱乙论阴痫坏症云：王氏子吐泻，诸医下之，至虚。钱曰：此变而为慢惊也，与瓜蒌汤。其子胃气实，即开目而身温。王疑其子不小便，令诸医以药利之。钱曰：利之，必身冷而死。王曰：身已冷矣。钱乃用益黄散（见前泻门），使君子丸（见后虫门）四服，果能饮食。所以然者，谓利大小便，脾胃虚寒，当补脾，不可别攻也。后又不语，诸医作失音治。钱曰：既失音，何开目而能饮食？又牙不噤而口不紧也？诸医不能晓，钱以地黄丸（见前气病中）补肾。所以然者，用清热药利小便致脾肾俱虚。今脾已实，肾尚虚，故补肾必安，治之半月而能言，一月而愈也。

长沙医者李刚中说云：阴静而缓，阴慢而迟。钱述慢惊得于大病之余，吐泻之后，或误服冷药取转而肠胃虚弱，风邪乘之。似搐不搐似睡露睛，手足瘛疭，或作鸦声者，此证已危，盖脾胃虚损故也。是足太阴脾、足阳明胃，表里俱虚，相合受病，风淫所胜也。人以胃气为本，胃者，水谷之海，脾之大源，乘纳水谷，清者为荣，浊者为卫。脾气像土而居中州，气血循环，以灌四旁。今小儿气血未定，五脏方成，复因乳哺不调，冷热相抟而致吐泻，久而不瘥，脾胃俱虚，风邪内乘，故面青昏睡，口鼻气冷，手足瘛疭。医或以铁粉、水银、龙脑、朱砂之类，是抱薪而投火也。故钱用青州白丸子（见前风门）、金液丹（见前吐泻门）各为末，量以轻重，参以分数，二药和合，米饮调之。以主脾胃，候手足温，即渐减之，复投以醒脾驱风之药，此钱氏之垂教龟镜也。又有慢脾风，与慢惊相似，但分别轻重耳，亦由小儿脾胃俱虚，风邪内乘也。

杨氏曰：急惊属阳，用药以凉；慢惊属阴，用药以温，不可以阴阳无别。春夏肺虚肝旺，当补肺泻肝；秋冬肝虚肺旺，当泻肺补。惊风多因感风热及诸热失表，以致热则生风。见急惊风，手足搐搦者，以泻青丸泻肝，以导赤散泻心，二药合服。服未效，导赤散加黄芩、防风，煎调全蝎散。大便实者，加大黄。如壮热痰壅者，牛黄夺命丹调服疏利后，神志未宁，至圣保命丹亦可。

急惊欲下之，须在上窜斜视反张之时。若传过，或搐少缓之间，未可直便紧下。

仲阳云：实热为急惊，虚热为慢惊。慢惊当无热，其发热者，虚也。

治慢惊、慢脾，须准阴阳亏盛，浅深何如，便不可用温药燥烈之剂，可用生胃、生津液、健脾驱风之药。治其阴气易盛，阳气易微。

慢惊，本无痰热，其有痰热上攻，六脉浮洪，气粗喉响如锯者，是谓阴盛强阳，一团虚热、虚痰也，亦无汗下之理，一时错认为阳气。阳气已复，覆灯将灭，用药下痰，痰随气下，气随痰绝，医杀之耳！

急惊之论，前代书所不载。惟曰：阳痫大概失所爱护，或抱当风，或近热地。昼则多食辛辣，夜则衾盖太厚。郁蒸邪热，积于心，传于肝。再受人物惊触，或跌仆叫呼，雷声鼓乐，鸡鸣犬吠，一切所惊。未发之时，夜卧不稳，困中或哭，啮齿咬乳，鼻额有汗，气促痰喘，忽尔闷绝，目直正视，牙关紧急，口噤不开，手足搐掣，此热甚而然，况兼面红脉数可辨。盖心有热而肝有风，二脏乃阳中之阳。心，火也，肝，风也。风、火，阳物也。风主乎动，火得风则烟焰起。此五行之造化，二阳相鼓，风火相搏。肝藏魂，心藏神。因热则神魂易动，故发惊也。心主乎神，独不受触。遇有惊则发热，热极生风，故能成搐，名曰急惊。治法煎剂疏涤肝经，安魂退热，清热化痰，镇惊汤主之。惊风即除之后，投夺命丸与之，去痰免成痴病，但不可用大寒凉药治之。热去则寒起，亢则害，承乃制。若仓卒之间，惊与风俱作，只用五苓散加辰砂末，薄荷汤调服，少解其症。盖五苓散内有泽泻导小便，心与小肠为表里，小肠流利，心气得通，其惊自减。内有桂木，得桂则枯，是以能抑肝之气，其风自停。况佐以辰砂，能安神魂，两得其宜。大略要解热凉心肝后，惟可用平和汤散调理。稍热之剂，则难轻用。至于五苓散内有桂，桂甚热，须要看时月投之，若盛暑初秋之际，岂可概投？惟严寒之时，则可用也。惟夺命丹、珠珀丸、牛黄丸，此乃治惊要药也，何必看时月哉？又尝感慨诸人，每见惊风搐作，不明标本，混为一证，遽然全用金、石、脑、麝、蜈、蚕、蛇、蝎大寒搜风等剂投之，耗伤真气，其症愈甚，多致弗救。殊不知惊生于心，风生于肝，搐始于气，是为三证。其惊与风，首已详及。然所谓蓄气而成搐，陈氏之论，最为明理。此症只以枳壳、枳实宽气顺气为主。盖其气也，四时平和则身安，一息壅滞则疾作。况小儿啼哭不常，其气蕴蓄内，不得升降，外无由发泄，展转经时，亦能作搐，宜投顺气化痰，镇惊汤、珠箔丸、牛黄丸皆要药也。大抵治搐之法，贵以宽气为妙，顺气则搐自止，此自然之理。男左女右，手足搐者，即为顺证。男右女左，手足搐者，即为逆证。逆，难治也。又有急惊天瘹之后，变作潮热，手足逆冷，有似疟疾。盖因病愈之时，不善将护，外感风邪，乘虚而入经络，再未解散，以致如此。经曰：重阳必阴。又曰：亢则害，承乃制。此其义也。宜清热柴胡汤，次白术醒脾汤，调理珠箔丸、牛黄丸，亦至妙也。大凡幼稚，欲令常时惊悸不作，在乎肾脏和平。故戴氏曰：治惊不若补肾。谓心属火，火性燥，得肝风则烟焰起，致生惊悸，补肾则水升火降，邪热无侵，虽有肝风，不生惊悸。其法当于申时，进补肾地黄丸一服，或琥珀丸。用申时者，盖水生于申。佐之以药，则肾水得平，心火不炎。自无惊矣。

急惊浚风毒，惊瘫鹤膝候。经曰：顽弱为缓风，疼重名湿痹。又有四肢痿痹不仁，胀痛不能忍者，此风毒之气使然，故传曰"风淫未疾"是也。凡小儿，心悸不常，及遍身肿痛，或手足不随，此为惊瘫候也。若治稍缓，至臂、腕、膝、胫、骨节之间流结顽核，或膝大而肿，肉消骨露，如鹤膝之状，或为痛，为疖，此名鹤膝候也。以上形症，并宜发汗，使腠理开通，则风热可除，有湿亦去，使风不生而痰不作，则其疾易愈。若为痛，为疖，疼重者用黑牵牛半生半炒，研碎，并酒调下。五苓散可以除流注之寒湿，则肿毒自消。如大腑闭，此是风热内蕴。其右腮红紫，及右手三部脉浮而实滑，清热润肠汤。

《活幼心书》：急慢惊搐，多属肝脾二经。论云：小儿病，大率脾土与肝木二经，肝常有余，故病虽剧重而为治则易。脾常不足，故病虽安静而治之则难。二经之病，椎脾居多，用药要须分别。若肝木自旺，则为急惊，目直视或动摇，手足搐搦，风痰上壅，此为有余，宜伐木泻肝，降火清心，与脾无干也。若脾胃伤损虚弱，土受亏而木来侮，亦见惊搐动诸症，但其症微缓，名曰慢惊。宜补养脾胃，不可认错肝经治也。肝之窍，通于目，目直视，肝之风木旺也。风主动，故为动摇，手足搐搦者，风燥则收故也。风木有余，则宜泻肝木，降心火。若脾胃损，症见脾虚吐泻，或四肢无力，或身体怠倦，或饮食不知味，皆脾胃虚弱故也，当补脾土，抑肝木。木既抑，则脾土受邪；脾土既补，则风木自息矣。

钱仲阳曰：惊风闭目鸦声，或两目绝无精光，鼻有黑气者，不治。眼半开半闭，白多不语者，不治。若伏暑惊风，不可依此断，尚可调治。惊风连发二次，不差，则成痫，为废人。惊止，一手搐搦，口吐沫，大小便下血者，不治，心肺俱绝也。慢脾风，啼哭无泪，大便泻青者，不治。乃肝气乘脾，脾肺俱绝，故目窜空啼，大便青也。

昔钱乙治麻亲宅七太尉子八岁，发阳搐自寅至午，于未发前，乙见其目直视而腮赤，此心肝俱热。更坐石机子就冷，此热甚也。又脉急促发搐，自寅至午，皆心肝用事之时，治乃泻其心肝而补其肾，病遂愈，此亦泻强补弱也。

凡小儿发搐，时醒，而身软者，为痫。不时醒，身硬者，为痓（又曰①痉），乃中风之候。

治惊风通关以后，且截风定搐，痰热尚作，乃下之。如痰热一泄，又须急与和胃定心之剂；倘搐定而痰热少者，则但用轻药，消痰除热可也。

凡治惊，必须究其何脏受惊之处而调理之。又有惊积者，受惊日久，是积成之。其症额上有汗，喘息，烦渴，潮热往来，肚皮热，睡中觉腹中有物跳动，泻下如白脂豆沙是也。治法量轻重而疏导之，仍与调气和胃取愈。大凡小儿肚中或热或胀或硬，皆为内实，法当疏利。

慢惊受病不一，或急惊用凉药取下太过，以致虚损，风邪乘之。又有吐泻不止而成者，有气虚暴吐泻而成者，有伤寒传变日久而成者，有久嗽成痫者，有下积峻取而成者，有发痫不已而得者，有虫积冲心而成者，有卵肿疝气、腹痛而成者。有昼夜盗汗，脾困多睡，烦躁引饮，四肢浮

---

① 曰：此前原有"曰"字，衍文，据文义删。

肿，二便闭，丹病，走马疳，皆传慢候。惟吐泻积痢成虚，则变症甚速。凡才吐泻，便是慢惊，须用温中快里。或搐来紧急，乃慢惊初传，尚有阳症在，不可误作急惊用凉药。世言搐慢为慢惊，非也。若泥此，往往指慢脾惊为慢惊矣。凡慢惊，男子以泻得之为重，女子以吐得之为重。古人有云：病家怕惊不怕泻，医家怕泻不怕惊。如泻久不止，且先治泻。若更治风，则惊风愈甚。如因他症，例当循根原施治。

慢惊传入慢脾，其变甚速，虚又甚也。治必循次平和，无令速愈之理。治法大要，生胃回阳，不可过剂。仲阳有黄土汤，以土胜水，木得其平，则风自止，以脾土为本也。若眼半开半合，手足不冷症候，尚在慢惊，则勿用回阳。或已入慢脾，而阳气犹未脱者，亦未可即用硫黄、附子等剂。手足渐暖，仍以醒脾散等调之。慢脾风用药，仍非得已，危如灯无油，渐见昏灭。

仲景云：阴不得有汗。盖阴症无汗，有汗亡阳，故凡慢惊，有汗多死。

慢脾风候，若见有一脏绝，即不可用药。

慢惊风候，要唇红，若凶肿者，死。

慢脾风，只可养脾安胃生津，大养脾丸、参苓白术散、大醒脾散、乌蝎四君子汤，不拘时服。

通治急慢惊风，保命丹效。

惊风死候歌云：项软都无力，喉中似锯牵，面红妆色见，目暗杳无光。鱼口开粗气，脚项直偏长，啮衣胡乱咬，瘀血泻于床。睛开还又闭，浑身硬似僵，十般惊候病，休用更思量。

凡小儿惊、泄泻等诸病，烦渴者，皆津液内竭也，不问阴阳，煎钱氏白术散（见前吐泻门）使任意取足饮，弥多弥好。

凡小儿欲生疮疹有发搐者，当从疮疹为治，余诸病有与惊痫相兼，可以一方为治者，依法用之。若不可以一方为治者，则各因其所主药相兼治之。

凡小儿惊，蜣螂为治第一。世医多不学，未见有用者。若用之，须择不伤水者，去其头、翅足，炙令焦，乃入药。伤水者，不堪用。

治阴痫者，多用性温药之药。有至痫症已退未退之间，却生热症，或反为急惊者甚多。凡治病，必当先问病者之家所患几日，因何得之，曾服何药，如此详审。若服热药太过，可用解毒药治之，无不效者。大豆黄卷、贯众、板蓝根、甘草炙各一两为末，每服半钱或一钱，水煎冷服，甚者三钱，浆水入油数滴煎之。又治吐虫。

治慢脾，大便不聚，至虚损危急者，当速与生胃气，宜与理中丸（见前诸啼门），并研金液丹（见前吐泻门）作末，煎生姜，米饮调，灌之，多服乃效，服至二三两无妨。候胃气生，手足冷者渐暖。然犹瘛疭，即金液丹一二分，却用青州白丸子（见前风门）一二分同研，如上法服（此治法见前吐泻门中）。

慢脾惊遇恶候，诸药不效者，如有太冲脉，则取百会穴灸之，此治脾风之大要也。

慢惊，口眼手足一边牵引者，难治。

急惊，腹胀而足冷，用夺命化痰丸，薄荷汤下，即愈。

慢惊，腹胀而足冷，用肉蔻八分，人参五分，生姜一

中医药古籍珍善本

片，煎药汁一盏，用和中丸（见前泻门）化服，即止。

脾虚泻不止，全蝎观音散、实脾散、大醒脾散皆可服。寒极无阳，理中汤即理中丸（见前诸啼门）加附子回阳。服四君子汤（见前泻门）加干姜，丁、木二香，姜、枣煎。

仲景谓：发搐为肝实，身热喘急为肝虚，目斜睛露为肝肺相胜，四肢冷为脾虚。治法先用益脾补肺，然后泻肝凉惊而安。

又云：急惊，风关黑纹，条直者死。慢惊，紫纹两条，传至风关者死。二疾如无此色，虽凶无妨。

小儿急惊、慢惊、天吊、客忤、物忤，大同小异。皆由内有积热，外受感触。其曰天吊者，亦出于惊风之候也。以其手足搐搦，眼目上视，如鱼之着钩，是以为名也。其曰客忤物忤者，忤，取其触忤之意，小儿气血怯弱，精神恍惚，忽遇生人及牛马之类，感触则生惊，状貌似痫。眼不戴上，其脉弦，急数者，是其候也。口中或有悬核，以爪破之。若中恶客忤，急作醋炭，或降香皂①角熏之。仍先以苏合香丸，姜煎调灌，用豆豉捣丸弹子大，擦五心五六次。

小儿天吊者，非天能吊人，以其眼吊上视，故取意名之。其症心神不安，浑身壮热，手足抽掣，惊悸，眼目翻腾，痰热壅滞。此候皆因乳母饮食无常，酒肉过度，毒气入乳，便即乳儿，遂使宿滞不消，心肺生热，热盛郁滞，加以外挟风邪，致有此症。况小儿发搐，未有不眼上者，实以阳搐之候也。治宜去痰解风热，用钩藤饮。如见鱼口，鸦声，目无光，指甲黑者，死。

---

① 皂：原作"枣"，音近致误，参改。

惊风内吊，盘肠气吊，虫痛发作，三者一般。惊风内吊，肚痛，多啼，唇黑，囊肿，眼尾有细碎红筋见者是也。盖寒气壅结，兼惊风而得之。此症胎中有风有惊，故有此病。以其内脏抽制，故以内吊名之，与外症抽掣者不同。当分两项，治内症，服钩藤膏、魏香散。外症，服保命丹最要，杨氏乳香丸亦是要药。盘肠气吊发动，腰先曲，空啼无泪，上唇干，额上汗，是小肠为冷气所抟，此是生下洗迟，感受风冷，故有此症，亦当服钩藤膏、魏香散、当归散见前变蒸门，苏合香丸（见前风门），乳母当服沉香降气汤。虫痛则吐涎，唇口紫色者，是也，当服化虫丸（见后虫门）。

盘肠气吊歌云：盘肠气发先腰曲，无泪叫啼眼干哭，口开脚冷上唇乌，额上汗流珠碌碌。医士须用钩藤膏，顺气化痰除患哭。

小肠为冷气所抟，致使痛发。腰曲为肠结痛也，治法当去其小肠积冷，则痛住获痊矣。

茅先生《腹肚钓论》云：小儿生下五个月以上至七岁，有结癖在腹，如梅核大，来去或如卵大，常收痛不住。亦分数类，在脐下痛者，为吊气。然见面黑，眼视泻黑血，鼻口手足俱冷，不食者，死。

**金箔镇心丸** 治惊风痰热方见前诸啼门。

**定命丹** 治急慢惊风，天吊撮口，奶痫，壮热昏塞不省（钱仲阳方多四味）。

蟾酥一钱，干者酒浸一宿 天南星炮，为末半分 麝香一字研 青黛五分

上为细末和匀，粟料粥为丸，如绿豆大，别以青黛为衣，每服一丸，荆芥薄荷汤化下，有患者先化半丸，滴鼻

中喷嚏者必差。

**宁心膏**　治惊热烦躁心神不宁。

人参　白术　茯苓　山药　羌活　片脑　硃砂

上为末炼蜜丸，芡实大，每服一丸薄荷汤下。

**暖红饼子**　治呃乳便青妳辨不化胎寒腹痛。

人参　麝香　赤石脂各一钱　干山药　乳香研，各二两　白术一两　茯神　辰砂研，各五钱

上为末，蜜丸鸡豆大，捻作饼，薄荷汤化下，每服一饼。

**牛黄凉惊丸**　治惊热。

龙胆草　防风　青黛各三钱　钩籐　黄连炒，各二钱　牛黄　麝香　龙脑

上末蜜丸，芡实大，每服一丸，薄荷汤化。

**镇惊保安丹**　专治惊风大，能发散风痰之剂，又名延生铵子。

川芎　天麻　半夏姜制　辰砂　僵蚕用薄荷叶炙，各五钱　白附炮　麦冬去心　甘草　防风　麝香一钱　南星一两，薄荷叶捣成饼晒干　全蝎制，□姜□①　蛇含石一斤，火煅醋淬以苏为度用四两

上为末糯米粉糊为剂。

印作锭子面上用金箔贴薄荷汤磨服。

**五福化毒丹**　治惊热胎毒，口舌生疮，夜卧不安。

玄参　桔梗各三两　甘草七钱　牙硝　青黛　人参各一两，减半用亦可　茯苓一两半

一方加黄连炒，二两最有理，少加朱砂三钱，亦妙。

---

① 注：此处原文脱落，待考。

上为末，炼蜜丸，一钱一丸，金箔为衣，薄荷汤下。疮疹后，余毒上攻，口齿臭气，生地黄汁化下。热疳，肌肉黄瘦，雀目，夜不见物，陈米汤下。

**导赤散** 治惊心实热，从小便利之。

生地黄　木通　甘草　淡竹叶各等分

水煎。

一方加防风，名防风导赤散。又一方黄芩、黄连。

有云：小儿惊搐，多是热症。若首便用白附、蝎、蚕、川乌等药，便成坏症。只用导赤散加北方防风，进二服，导去心经邪热，其搐便止。次服宁神膏，多效。

**宁神膏**

麦冬去心,半两　麝香一分　茯神　朱砂各一两

上为末，蜜作饼子，每服一饼，临卧，薄荷汤下。

**清宁散** 凡惊出于心肺，须从小便利之。

桑皮炒　葶苈炒　赤茯苓　山栀　车前子以上等分　甘草炒,减半

加灯心一结，煎。

**天麻防风散** 治一切惊风。

天麻　防风　人参各一两　胆星二两　雄黄另研,三钱,入末内　甘草炙　全蝎薄荷汤煮数沸,焙干　僵蚕炒,去丝嘴,各五钱

上为末，蜜丸弹子大，朱砂、金箔为衣，每服一丸，薄荷灯心姜汤下。如症重，每丸加牛黄半分，更效。

**至圣保命丹** 治胎惊盘肠内吊，肚腹坚硬，目睛上视，手足搐搦，角弓反张，痰涎壅盛。一切急慢惊风，皆治。

蝉蜕　白附子炮　天麻炒,各四钱　防风　僵蚕炒,去丝嘴　天南星炮,各五钱　雄黄一钱　麝香少许　全蝎三十个,去诸蚕,并肚中泥,煎薄荷汤,煮数沸,焙干

上末，蜜丸小弹子大，朱砂、金箔为衣，大者一丸，小者半丸，薄荷灯心姜汤下。

**小抱龙丸** 治惊风发热，四时感冒，痰喘咳嗽。抱者，保也。龙者，肝也。肝应东方青龙木，木生火，谓生我也，父母也。肝为母，心为子，母安则子安。况心藏神，肝藏魂，神魂即定，惊何从生？保肝，使心火不炽，故曰抱龙。

天竺黄一两　雄黄　朱砂各五钱　胆星四钱

上雄黄、朱砂各加研为极细末，后入竺黄、胆星同研极细，蜜丸龙眼大。每服一丸，薄荷汤下。朱砂为衣，亦可加煅过青礞石一两，即滚痰丸。

**大抱龙丸** 亦治前症。

胆星一两　天竺黄　茯苓　雄黄另研极细，各五钱　粉草一钱　琥珀　珍珠各一钱二分，各另研极细　牛黄一钱，另研

上为末，蜜丸，每丸重一钱二分。朱砂为衣，灯心薄荷汤下（连朱砂，共九味）。

**珠珀丸** 治惊风痰涎，热嗽不出声，上下不能升降。

牛黄一钱　天竺黄　琥珀各五钱　雄黄四钱　冰片一分半胆星二两　青礞石煅如金色者，一两　细珠子一钱五分

一方有枳壳（微炒）一两，生黄芩二两。

上各为极细末，蜜丸，每丸重钱二分。朱砂、金箔为衣，薄荷灯心姜汤下。

**牛黄丸** 治一切惊风，肺胀喘急，痰涎灌膈，手足搐搦，目窜、口㖞，角弓反张，闷乱，癫痫，哈欠，昏愦。大人中风，亦可服。

全蝎　僵蚕制，见上　天麻　羌活　防风各等分　胆星比上

二倍　大竺黄次之　雄黄又次之　牛黄　冰片　麝香各一字，另研加

匀为极细末，蜜丸重一钱二分，朱砂、金箔为衣，薄荷灯心姜汤调下。

**加味辰砂丸**　治惊搐，痰喘及伤风咳嗽，痘疹亦宜服。

白术炒　茯苓　广皮　山楂净肉　桔梗　木通　天竺黄　防风　连翘　泽泻炒　川芎　黄连炒，夏用　枳实炒　黄芩　柴胡　前胡　贝母　天花粉各一两　甘草炙，七钱半　胆星一两　羌活五钱　桑皮一两五钱

上末，蜜丸，每丸重一钱五分，朱砂为衣，灯心姜汤下。

**牛黄夺命丹**　治急惊风，肺胀喘满，胸高气急，两胁扇动，陷下作坑，两鼻窍涨闷，乱嗽，渴，声哑，痰壅，俗云马脾风。若不用此药，命在朝夕。

白牵牛　黑牵牛各一两，一半炒一半生　槟榔　大黄各一两，此一味略蒸熟

上为末，蜜丸如小弹子大，量儿大小加减，痰壅加轻粉少许。

**一子金**　治卒中，急惊，牙关紧闭，痰涎壅盛，及初生小儿一腊外脐风，撮口。

僵蚕　威灵仙各四钱　明矾枯　甘草各二钱　细辛一钱

上为末，每用一字或半钱，姜汤调，擦两牙关内。如不开，盐梅汤，调搽齿根，即开。

**顺搐散**　治男左女右，搐不顺者。

枳实炒　钩藤　荆芥　羌活　防风　甘草各等分

薄荷、姜煎。

**泻青丸**又名镇肝丸　治肝热惊风，目窜或暴赤抽搐。丹溪

书泻青丸，止上七味。

当归　川芎　山栀　大黄　羌活　防风　龙胆草　生地　竹叶　琥珀　天竺黄各等分

上为末，蜜丸芡实大，每服一丸，砂糖汤下。一方用朱砂，名曰驱风膏。

**定志丸**　治惊风已退，神志未定。

琥珀　茯神　远志去心，姜制　人参　白附子炮　天麻煨　天冬去心　甘草炙　酸枣仁各一钱

上为末，蜜丸芡实大。朱砂、金箔为衣。薄荷灯心汤调化，食远服。

**辰砂胆星膏**　治惊热，喘嗽，气急，痰盛。

胆星　辰砂　天竺黄　琥珀　麝香　甘草

上为细末，蜜丸弹子大。每服一丸。薄荷灯心姜汤下。

**木通散**　治急惊。

木通　僵蚕　全蝎二味制，见在前　甘草　天南星　石菖蒲　防风　枳壳　木香

水姜煎。

**观音全蝎散**　治慢惊。

全蝎　甘草　天麻　防风　白芷　砂仁　赤茯苓　黄芪　羌活　白扁豆

一方加人参、冬瓜仁，枣煎。

**吉州醒脾散**　治同前。

人参　茯苓　白术　僵蚕　全蝎　天麻　白附子　木香

姜、枣煎。

**大醒脾散**　治慢脾风。

白术　茯苓　陈皮　甘草　人参　丁香　石莲肉　木香　南星　白附　砂仁　全蝎

陈米、姜、枣煎。

**实脾散**　治慢惊慢脾，吐利不止，不进饮食，亦治痘疹下痢，不能收屚。

人参　白术　茯苓　砂仁　麦蘖　神曲　石莲肉　陈皮　青皮　良姜油炒　山药　肉蔻　陈米炒　甘草炙　扁豆　丁香　香附炒　木香　薏苡仁炒

手足冷，加附子理中汤。冷吐痢，加诃子、附子。

**固真汤**　治脾风。

人参　茯苓　白术　附子　山药　黄芪　甘草　肉桂

姜、枣煎。

**乌蝎四君子汤**　治慢惊，慢脾风，吐泻不止。

人参　白术　茯苓　甘草　川乌　全蝎

姜、枣煎。

**牛黄膏**　治惊痰热。

雄黄枣大一块，用萝卜汁同醋一大盏尽为度　甘草　川甜硝各三钱　龙脑一字　朱砂水飞，半钱　寒水石五钱

上为末，和匀，蜜作剂，薄荷汤下。

**甘露散**　亦治前症，方见前寒门。

银白散　治慢脾惊风，极危困者。

天南星末，生姜汁和剂，作饼，炙黄　白附子末，薄荷汁和剂，作饼，炙干

上为末，每服半钱或一钱，煎冬瓜仁汤，调下。

**大天南星散**　亦治前症。

上以天南星一枚，重八九钱至一两者，先掘一地坑深

三寸许。用炭火五斤，烧通赤，去火，入好酒半盏在内，然后入南星，又用炭火三两条，盖却坑子，候南星微烈，取出剉碎，再炒，令匀熟，不可稍生。放冷，为细末。每服一字或半钱，浓煎生姜防风汤调下，无时。

**乳香丸**　治惊风内吊，痛不可忍者。

乳香　沉香　鸡心槟榔各一钱半　蝎梢二七个　没药半钱

上为末，蜜丸如黍豆大。每服婴儿三丸，一岁五丸，三岁七丸，以意加减，煎乳香汤下。

**钩藤膏**　治盘肠气吊。

乳香研　没药　姜黄各一钱　木香　木鳖子三个

上为末，炼蜜为膏，每服如皂子大，煎钩藤汤下。一日三服，四磨汤更妙。

**魏香散**　治腹肚吊痛。

蓬莪术半两，切碎　阿魏一钱，用水化开，浸蓬莪术一宿，慢火炒干

上为末，每服婴儿一字，半岁一字以上，三二岁半钱或一钱。紫苏饮调下，一日二服。

**治惊瘫鹤膝方**

水红花捣汁，用酒少许，先服，继将此花作褥，以衬患处尤佳。

又方冷饭团、牛膝、独活、水红花三两，为细末，用薏苡仁煎膏丸，桐子大。每服三十丸，数日能行，半月而痊。

**犀角散**　治客忤惊啼，壮热。

天麻　犀角　麦冬　朱砂各一钱　铁粉　雄黄各五分　麝少许

上末，每服五分，薄荷汤下，仍以母衣覆儿身，压之

即愈。

**钩藤饮** 治天吊潮热。

钩藤 茯苓<sub>各五钱</sub> 大黄<sub>煨，半钱</sub> 防风 朱砂 蝉蜕 羌活 独活 青皮 甘草<sub>各二钱</sub>

上为末。每服二钱，姜、枣煎。